DES

LOCALISATIONS SPINALES

DU

RHUMATISME

PAR

J.-L. MORA,

Docteur en médecine de la Faculté de Paris,
Ancien élève des hôpitaux de Paris.

PARIS
V. ADRIEN DELAHAYE ET Cie, LIBRAIRES-ÉDITEURS
PLACE DE L'ÉCOLE-DE-MEDECINE

1876

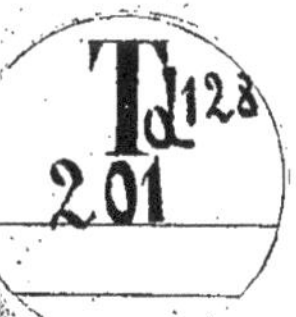

DES

LOCALISATIONS SPINALES

DU

RHUMATISME

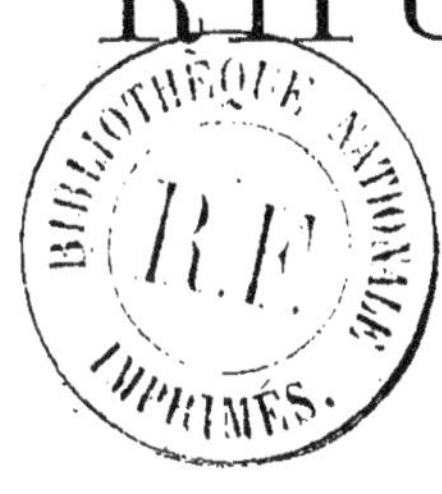

PAR

J.-L. MORA,
Docteur en médecine de la Faculté de Paris,
Ancien élève des hôpitaux de Paris.

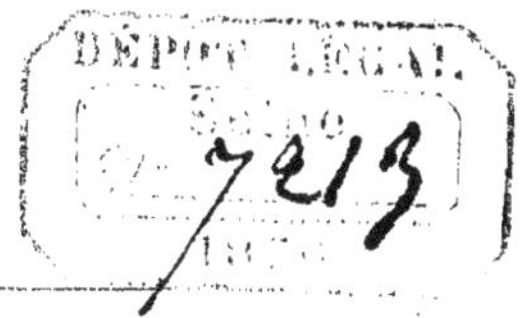

PARIS
V. ADRIEN DELAHAYE ET Cie, LIBRAIRES-ÉDITEURS
PLACE DE L'ÉCOLE-DE-MEDECINE

1876

DES

LOCALISATIONS SPINALES

DU RHUMATISME

> Duo sunt præcipui medicinæ cardines, ratio scilicet et observatio. BAGLIVI.

INTRODUCTION

Si l'arthrite constitue l'accident le plus fréquent et le mieux caractérisé de l'affection rhumatismale aiguë ; si l'on peut admettre que c'est l'expression la mieux déterminée et la plus facile à reconnaître, à tel point que l'idée d'une phlogose articulaire vient immédiatement à l'esprit quand on songe au mot rhumatisme, il faut aussi se rappeler que cette détermination articulaire n'est qu'un des symptômes de cette affection générale, de cette diathèse, dans laquelle les manifestations les plus diverses peuvent se montrer sur tous les points de l'économie, en conservant souvent des caractères particuliers, qui en font reconnaître plus ou moins aisément l'origine. Le seul phénomène qui soit constant dans le rhumatisme, c'est la fièvre ; elle présente des caractères propres sur lesquels Graves a particulièrement insisté ; son intensité n'est pas en rapport avec les localisations variées de l'affection, attendu qu'elle peut même se montrer isolément et qu'elle serait en outre, d'après l'illustre clinicien de Dublin, l'expression nécessaire et primitive du rhumatisme. Sans être aussi affirmatif, nous pensons, en effet, que certains caractères de cette fièvre ont une utilité incontestable pour découvrir la nature même de quelques-unes des manifestations du rhumatisme, et peuvent servir de criterium au point de vue du diagnostic. Est-il, en effet, une maladie générale à localisations plus variées, plus multipliées ? portant simultanément ou alternativement ses actions morbides sur toutes les séreuses de l'économie, sur les muqueuses et le système tégumentaire, sur l'appareil respiratoire, l'appareil urinaire, le système nerveux, etc.

Les observateurs des siècles précédents avaient signalé l'influence du rhumatisme sur les grands appareils de l'économie; ils faisaient même rentrer dans le cadre des affections rhumatismales, des maladies qui n'avaient aucun rapport avec cette diathèse, et qu'on dut en éliminer plus tard; mais en revanche, depuis un quart de siècle, on s'efforça de réunir à cette cause générale des lésions qui jusqu'alors avaient paru lui rester complètement étrangères.

C'est ainsi, par exemple, que la science est redevable à M. le professeur Bouillaud d'avoir établi nettement la coïncidence habituelle des maladies du cœur et de ses enveloppes avec l'affection rhumatismale. Plus tard, vinrent les nombreuses recherches et une foule de travaux du plus grand mérite sur les localisations cérébrales du rhumatisme; il me suffira de rappeler les noms d'Hervez de Chégoin, de Valleix, Bourdon, Vigla, Mesnet, Marrotte, Aran, Gubler, Sée et Trousseau. L'étude de ces complications est aujourd'hui connue, mais à côté de ces faits et pour ainsi dire conjointement à eux, viennent se ranger des désordres analogues, portant cette fois sur le système spinal.

Dans le courant de nos études, en suivant la clinique de M. le professeur Lasègue, nous avons observé plusieurs malades qui étaient atteints de rhumatisme articulaire aigu, accompagné de complications graves portant sur les enveloppes de la moelle, et dans quelques cas, sur cette dernière elle-même; l'idée nous vint de réunir ces faits, de les classer, et en nous appuyant sur des travaux antérieurs qui remontent à une quinzaine d'années environ, de faire la description abrégée des diverses manifestations du rhumatisme sur le système spinal. Les complications de même essence sont loin de se traduire par des symptômes toujours analogues ; c'est ainsi qu'en parcourant les divers ouvrages qui traitent ce sujet, nous trouvons que la maladie se manifeste par les symptômes les plus variés : on observe tantôt des paralysies plus ou moins absolues, avec perte complète ou incomplète de la sensibilité, ou bien au contraire une hyperesthésie plus ou moins intense ; tantôt des contractures alternant avec des douleurs rachialgiques extrêmement vives ; ailleurs, c'est une névralgie sciatique avec douleurs lombaires ; chez d'autres malades on constate, ainsi que l'ont fait Bouillaud, Andral, des phénomènes assez identiques à ceux que l'on observe dans le tétanos ; enfin il n'est pas rare de rencontrer simplement un état parétique des membres inférieurs accompagné de gêne dans la miction et la défécation. Des états morbides aussi variés ne sont pas sans nécessiter de la part du clinicien, une étude attentive de tous les phénomènes ; car le lien qui rattache la maladie à la diathèse peut souvent passer inaperçu. Il est bien entendu que nous n'avons surtout en vue dans ce travail que les localisations spinales du rhumatisme articulaire aigu, quoique cependant nous admettions que ces mêmes déterminations morbides puissent avoir lieu aussi dans le cours du rhumatisme chronique.

Un travail exigeant la connaissance de phénomènes symptomatiques aussi multipliés et disons-le, aussi vagues dans certains cas, aurait nécessité une plume plus autorisée que la nôtre.

Cependant, ne nous dissimulant pas notre insuffisance en présence d'un tel sujet, et nous confiant dans la bienveillance de nos juges, nous n'hésitons pas à leur soumettre ce travail qui n'a d'autre mérite que d'avoir été consciencieusement élaboré. Qu'il nous soit permis en terminant, de remercier notre très-honoré maître M. le professeur Lasègue de ses savantes leçons et de la bienveillance particulière avec laquelle il nous a accueilli dans son service.

CHAPITRE PREMIER

CONSIDÉRATIONS GÉNÉRALES. — HISTORIQUE ET PHYSIOLOGIE PATHOLOGIQUE

Le mot rhumatisme n'a pas par lui-même de signification bien précise, et on l'applique dans le langage ordinaire à une foule de douleurs qui diffèrent essentiellement quant à leur siége et à leur nature ; c'est ainsi qu'on appelle rhumatisme toutes les douleurs qui se manifestent soit dans les articulations, soit dans la continuité des membres, et que n'accompagnent pas les autres caractères de l'inflammation ; souvent même on donne ce nom à des douleurs viscérales vagues et indéterminées (Littré et Robin).

Cependant, au point de vue médical, lorsqu'on se sert de l'expression rhumatisme, c'est pour désigner une maladie primitive, spontanée ou mise en évidence par l'action du froid, et caractérisée au point de vue anatomique, par une fluxion ou inflammation des tissus qui composent principalement l'appareil locomoteur.

La sphère d'action de la diathèse rhumatismale ne se borne pas seulement à cet appareil ; elle en embrasse un plus grand nombre, aussi les accidents que présente si souvent cette maladie ne laissent-ils pas que d'être toujours assez sérieux. Si donc, il est bien nettement établi que le rhumatisme peut, dans certains cas, accomplir son évolution sans présenter d'autres phénomènes que ceux que l'on observe du côté des articulations, d'un autre côté, il faut toujours avoir présent à l'esprit que ses complications ne sont que trop communes, et que leur fréquence vient donner à la maladie son cachet spécial de gravité. Les plus importantes de ces complications et les plus redoutables sont les affections du cœur et de ses enveloppes ; puis viennent par ordre de fréquence la pleurésie, la pneumonie, la péritonite et en dernier lieu les complications cérébrales et spinales.

Les accidents qui portent sur l'axe cérébro-spinal et principalement sur ses enveloppes sont évidemment rares, relativement au nombre des rhumatisants ; néanmoins nous les croyons plus fréquents qu'on a coutume de le dire ; en effet, si l'attention était portée chaque jour du côté du système spinal, on pourrait observer, par exemple, qu'un assez grand nombre de malades atteints de rhumatisme se plaignent en même temps de douleurs rachialgiques. Dans quelques observations enfin, la méningite spinale est elle-même secondaire aux accidents qu'on a bien voulu désigner sous le nom générique d'encéphalopathie rhumatismale ; c'est alors qu'on voit se dérouler la série des symptômes qui appartiennent en particulier à l'inflammation des méninges cérébrale et spinale.

Notre intention, bien entendu, n'est pas de faire l'histoire du rhumatisme, car outre que ce serait en dehors de notre sujet, la tâche serait bien au-dessus de nos faibles forces, et la description complète de cette affection ne laisse pas que d'être très-difficile ; ce mot rhumatisme, en effet, semble lui-même indiquer un véritable Protée dont les mille formes ont exercé et exerceront longtemps encore l'esprit du nosologiste. Cependant il convient, ce nous semble, de dire un mot de la diathèse sans laquelle la maladie ne pourrait exister, de montrer le plus clairement possible les signes qui permettront de distinguer les formes morbides qui sont de son ressort, mais qui sont bien souvent entourées d'une profonde obscurité. Cette considération doit dominer dans l'étude de cette diathèse, car ainsi que s'exprimait M. le professeur Lasègue (clinique de la Pitié), on peut dire qu'il n'y a pas un rhumatisme, mais des rhumatisants, et ce sont précisément ces rhumatisants qu'il faut étudier minutieusement si l'on veut savoir ce que vaut la maladie et dans quel cadre on pourrait la faire rentrer.

Une première question se présente :

Au milieu de toutes ces localisations, de toutes ces maladies, comme disait Monneret, quel symptôme assez constant, assez important par lui-même, pourra nous servir de fil conducteur ponr nous permettre de reconnaître l'affection rhumatismale ? Comment arriver à préciser la nature de toutes ces lésions si diverses en apparence par le siége de leur évolution et leur caractère anatomo-pathologique ? La clinique a rassemblé quelques phénomènes qui, jusqu'à un certain point, permettent d'établir le diagnostic. Ces signes ayant une importance réelle, mériteraient une longue description, mais comme ils se trouvent consignés dans les auteurs classiques, nous nous contenterons de les résumer.

La fièvre est le seul phénomène constant dans le rhumatisme, à tel point que Graves enseigne qu'elle peut exister isolément, et qu'elle se présente alors avec des signes particuliers qui permettent de la reconnaître aisément, le principal caractère de cette fièvre consistant en sueurs abondantes. L'arthrite vient après la fièvre ; par suite même des caractères multiples et frappants qu'elle offre à l'observateur et au malade ; on peut dire que c'est la mieux caractérisée des maladies rhumatismales, et qu'elle peut être considérée comme le moyen de diagnostic le plus sérieux, mais ne possédant pas cependant une précision qui permette d'en faire une condition *sine quâ non* de l'existence de la diathèse. C'est ainsi par exemple que nous avons pu prendre l'observation d'une jeune malade, âgée de 17 ans et qui était couchée au n° 2 de la salle Sainte-Marthe, à la Pitié, dans le service de M. le professeur Lasègue. Cette jeune fille présentait depuis deux ans tous les signes d'une affection cardiaque en voie d'évolution, et dont on ne pouvait que présumer l'origine rhumatismale ; c'est pendant son séjour à l'hôpital que les phénomènes articulaires vinrent à se montrer, accompagnés d'une fièvre intense et d'une nouvelle poussée d'endocardite.

L'origine soupçonnée rhumatismale de l'affection cardiaque fut ainsi démontrée par l'apparition de la maladie articulaire.

On a encore donné comme caractère propre au rhumatisme la prompte résolution des inflammations, lesquelles ne se termineraient que très-rarement par suppuration ; on a dit aussi que le début des accidents rhumatismaux reconnaissait, pour cause unique et essentielle, le froid (M. le prof. Bouillaud). Ce dernier signe n'a pas une valeur absolue, car si on l'adoptait, on serait dans la nécessité de faire rentrer dans le rhumatisme toutes les maladies *à frigore*.

Un caractère bien autrement important de l'affection rhumatismale, c'est de parcourir l'économie entière et d'avoir un retentissement, soit successif, soit simultané sur la plupart des organes ; très-rarement l'affection reste limitée ; elle est simultanément ou successivement multiple. Ce caractère, un des plus essentiels de la maladie rhumatismale, est désigné sous le nom d'erratisme ; en effet l'influence de la diathèse s'exerce sur toute l'économie ; elle erre sur tous les appareils, et si même elle se fixe en particulier sur un organe, on observera encore le caractère erratique imprimé par l'affection, ainsi que cela se rencontre par exemple dans la pneumonie rhumatismale, où l'on voit les deux poumons ou les diverses portions de l'un deux se prendre et guérir successivement.

La prédilection du rhumatisme pour le tissu fibro-séreux a été signalée depuis longtemps; aussi la coïncidence des affections cardiaques et pleurétiques devait-elle bientôt mettre sur la voie de la découverte du rhumatisme cérébral ; par contre, c'est à peine si pendant longtemps les accidents spinaux du rhumatisme furent soupçonnés, quoique des indications positives aient été déjà fournies à ce point de vue par M. Bouillaud : en effet, pourquoi l'élément fibro-séreux des enveloppes de la moelle, et la moelle elle-même, seraient-ils restés étrangers aux manifestations rhumatismales, et ne seraient-ils pas rentrés dans la loi commune?

La question posée fut étudiée par de nombreux observateurs, qui, tout d'abord, rangèrent parmi les accidents spinaux du rhumatisme une foule de maladies étrangères à cette diathèse. C'est ainsi, par exemple, qu'Eisenmann (1841) voulut attribuer au rhumatisme toutes les conséquences déterminées par l'impression du froid, que d'autres auteurs voulurent rattacher à la même diathèse toute affection parétique, accompagnée de localisations articulaires. Rien que par cet exposé, on peut présumer que l'histoire des accidents spinaux du rhumatisme, n'est pas absolument dégagée d'obscurité, malgré les travaux des auteurs qui ont traité ce sujet et que nous allons rapidement énumérer.

Les accidents spinaux, dans le cours du rhumatisme articulaire, ont été admis par les anciens auteurs, mais surtout au point de vue théorique (Ball). Franck considère comme étant de nature rhumatismale, certaines paralysies mobiles, fugaces.

En 1830, Arrighi fait connaître (*in annali universali di medicina*) un cas dans lequel une méningite spinale avait succédé à la goutte. Andral, admet de son côté, que certaines formes de lumbago sont des rhumatismes des enveloppes de la moelle.

M. le professenr Bouillaud s'exprime ainsi dans son Traité de clinique des maladies du cœur (1836) : « J'ai rapporté un exemple de cette espèce de tétanos, et chose bien digne de remarque, c'est que dans ce cas de rhumatisme de la moelle ou du moins de ces membranes, il existait une coïncidence de péricardite qui fut constatée par l'autopsie cadavérique. » Enfin dans le Traité du rhumatisme articulaire, il revient encore sur cette idée en ces termes : « J'ai vu quelques cas de grave affection des membranes de la moelle épinière et par suite de cette dernière elle-même, dont les premiers symptômes avaient coexisté avec un rhumatisme articulaire. »

Ollivier d'Angers, dans son Traité des maladies de la moelle épinière (1837), dit « qu'il a si souvent remarqué la difficulté dans l'émission de l'urine et les contractions convulsives des membres inférieurs, chez des malades qui avaient éprouvé des douleurs rhumatismales articulaires longtemps avant que l'affection de la moelle épinière se manifestât, qu'il n'hésite pas aujourd'hui à considérer la myélite comme rhumatismale quand les malades présentent ces deux symptômes dès l'origine de leur maladie. »

En 1839, dans la *Lancette anglaise,* trois observations d'accidents spinaux, consécutifs à des attaques de rhumatisme articulaire, sont rapportées par le Dr Hutchinson sous le titre d'observations cliniques sur quelques affections morbides de la moelle et de ses membranes.

En 1840, parut dans le journal des *Connaissances médico-chirurgicales,* un mémoire du Dr Griffoulhière intitulé : du rhumatisme agissant sur le système nerveux.

Dans la clinique médicale de Graves, traduite par M. Jaccoud (1871), nous trouvons à la fin de la leçon consacrée à l'étude de la goutte, quelques phrases qui montrent que ce médecin célèbre connaissait parfaitement les rapports intimes de la goutte et du rhumatisme avec certaines variétés de désordres spinaux : « Comme vous le savez, dit-il, la goutte passe très-aisément d'un organe à un autre, c'est même là un de ses caractères les mieux connus. Cette irrégularité, cette mobilité si remarquables existaient à un haut degré chez les deux malades qui ont succombé à des lésions de la moelle; il n'y a pas de raison pour que la goutte n'attaque pas la moelle épinière et ses méninges, soit primitivement, soit par métastase. De nombreuses observations ont démontré que le rhumatisme, la maladie la plus voisine de la goutte, jouit de cette fâcheuse prérogative ; les plus remarquables de ces faits appartiennent aux Drs Copland et Prichard ; vous en trouverez les détails à l'article chorée du *Dictionnaire de médecine pratique* de Copland, et vous pourrez vous convaincre que le rhumatisme produit souvent l'inflammation aiguë ou chronique des méninges spinales.

Les opinions que je professe sur les affections goutteuses de la moelle ont dont pour elles l'analogie et la conformité des résultats auquels sont arrivés d'autres observateurs à propos du rhumatisme. »

En 1850, parut une thèse de M. Botrel, intitulée de la Chorée considérée comme affection rhumatismale, en même temps, que l'important travail de M. le professeur Sée. Dans son Traité de pathologie interne (1857), Grisolle démontre que les méninges rachidiennes et la moelle peuvent être affectées par la diathèse rhumatismale comme le sont les organes encéphaliques : il cite, à l'appui de cette opinion, des paralysies survenues dans le cours du rhumatisme et manifestement liées suivant lui, à la diathèse rhumatismale; dès l'année 1836, il avait observé une jeune fille atteinte d'un rhumatisme très-mobile, chez laquelle une paralysie se déclara avec une promptitude extrême et disparut avec la même rapidité.

« J'ai observé, dit le même auteur, en 1857, une paraplégie aussi complète que possible, accompagnée d'une rétention d'urine chez un homme athlétique pour avoir couché pendant quelques semaines dans un lieu très-humide, et qui fut remplacée par un rhumatisme subaigu musculaire et articulaire ; après quelques mois, la santé et la vigueur sont revenues à leur état primitif et ne se sont plus démenties. »

Nous trouvons ensuite une sério de thèses faites sur ce sujet; une de M. Jasseron sur les paralysies rhumatismales (1862) ; de M. Roussel sur le rhumatisme des enveloppes de la moelle (1863) ; de M. Parmentier sur les paralysies rhumatismales, puis un travail intéressant de M. Hantraye, intitulé : Essai sur le rhumatisme spinal (1865). Au même moment Trousseau, dans ses leçons cliniques de l'Hôtel-Dieu, en étudiant le rhumatisme cérébral, faisait connaître trois observations bien précises dans lesquelles la fluxion rhumatismale avait siégé principalement sur l'axe spinal et ses enveloppes.

M. Jaccoud, dans son Traité sur les paraplégies et l'ataxie du mouvement (1864), étudie également ces faits et les place au premier rang des paraplégies qu'on peut observer dans les maladies constitutionnelles et les cachexies.

M. Fernet dans sa thèse inaugurale sur les diverses manifestations du rhumatisme aigu (1865), M. Ball dans sa thèse d'agrégation sur le rhumatisme viscéral (1866), consacrent chacun un chapitre important de leur ouvrage à la description du rhumatisme spinal.

En 1868 parut une thèse fort complète de M. Léonardy sur le rhumatisme spinal, dans laquelle cependant on peut reprocher à l'auteur une confusion assez regrettable, et surtout une classification anatomo-pathologique qui ne repose absolument que sur des données hypothétiques.

En 1870 M. Hallez démontra l'importance des localisations rhumatismales qui peuvent précéder la localisation articulaire aiguë, et à propos du sujet dont nous nous occupons, il émit cette opinion absolument vraie que « les phénomènes médullaires peuvent précéder la localisation articulaire, et, pendant quelque temps, être même la seule manifestation du rhumatisme articulaire aigu. » Mentionnons encore les thèses de MM. Picot (1872) et Durand (1873).

En terminant cette longue énumération, nous citerons enfin plusieurs leçons cliniques faites par notre savant maître, M. le professeur Lasègue, à l'hôpital de la Pitié (1874) à propos de plusieurs malades atteints de cette affection, et qui se trouvaient alors dans ses salles; nous aurons l'occasion de faire de fréquents emprunts à ces leçons, à propos de la symptomatologie de ces localisations rhumatismales.

En portant notre attention sur ce point particulier du rhumatisme, nous nous sommes demandé quel titre nous devions donner à ce travail ; en effet, pourrons-nous adopter par exemple, le titre de paralysie rhumatismale quand la maladie se traduira par des désordres tout autres que la paralysie ? Devrons-nous intituler ce travail comme M. Roussel : rhumatisme des enveloppes de la moelle, quand il est démontré que dans bien des cas l'axe nerveux lui-même est envahi par la maladie ? L'analogie frappante qui rattache les accidents spinaux du rhumatisme aux accidents cérébraux, aurait pu nous porter à admettre la dénomination anatomique de méningite spinale de nature rhumatismale ; malheureusement la science n'a pas encore dit son dernier mot au point de vue des désordres anatomiques qui caractérisent ces localisations du rhumatisme, et toute définition s'appuyant sur la forme des accidents observés ou sur leur nature présumée, doit être rejetée quant à présent ; car ces accidents sont loin d'être identiques, la fluxion rachidienne se traduisant tantôt par de la douleur spontanée ou communiquée, tantôt par des crampes, de la contracture, de l'hématurie, de la paralysie, etc.

Étant donc admis l'impossibilité de grouper tous ces symptômes dans un type parfaitement défini, nous pensons qu'il est préférable, pour ne rien préjuger, de les réunir sous la dénomination de localisations spinales du rhumatisme ; nous dirons que, pour nous, ce groupe morbide doit être considéré non comme une complication du rhumatisme articulaire, mais comme une maladie rhumatismale au même titre que l'endocardite ou la péricardite, comme une détermination de l'affection sur les enveloppes de la moelle ou sur la moelle elle-même, aussi bien que l'autre est une détermination sur les enveloppes du cœur. Ce que disait Trousseau du rhumatisme cérébral, on pourrait le répéter au sujet des localisations spinales : « Tout nous autorise à admettre l'existence d'un rhumatisme se portant d'emblée sur le cerveau, comme il se porte d'emblée sur les articulations ; seulement ce dernier cas est le plus fréquent. Et ce que nous disons du rhumatisme cérébral, nous l'admettons aussi pour les autres manifestations rhumatismales, telles que la péricardite, l'endocardite et la pleurésie ; en effet, il y a lieu de supposer que le rhumatisme, en passan dans l'encéphale ou les méninges, ne fait qu'adopter un nouveau lieu d'élection, absolument comme il s'étend au péricarde et à la plèvre. »

Tous les organes peuvent être envahis par le rhumatisme, ce qu'on expliquait autrefois en admettant que cette diathèse portait spécialement son action sur le tissu fibreux ; ce tissu qu'on appelle aujourd'hui tissu conjonctif faisant partie essentielle de tous les organes, il n'était pas étonnant de voir une telle affection envahir ainsi l'ensemble de l'organisme. Cette théorie moderne, remplaçait la doctrine de la métastase, dans laquelle les accidents cérébraux ou spinaux étaient attribués au transport vers le cerveau ou la moelle, de la fluxion rhumatismale. La seule objection à faire à cette conception purement théorique, c'est que si une telle interprétation était vraie, on observerait une guérison rapide des articulations, à mesure que l'inflammation envahirait les enveloppes du cerveau ou de la moelle ; et on sait qu'il n'en est rien, que les deux affections marchent de pair ; aucun symptôme ne vient indiquer que la maladie articulaire soit modifiée en quoi que ce soit. Le seul fait qu'on rencontre quelquefois, c'est de voir es malades remuer des articulations encore tuméfiées, uniquement parce que les désordres cérébraux ont provoqué une anesthésie souvent complète.

Chomel et Requin, au lieu d'accepter l'opinion jusqu'alors admise que le rhumatisme portait son action sur les tissus fibreux, ont placé son siége dans les tissus fibreux et musculaires.

M. le professeur Bouillaud, tout en admettant : « Qu'il est peu de tissus, s'il en est réellement qui soient tout à fait à l'abri des atteintes de la maladie dont il s'agit, » tend à considérer le tissu séreux ou ses dérivés comme le véritable siége

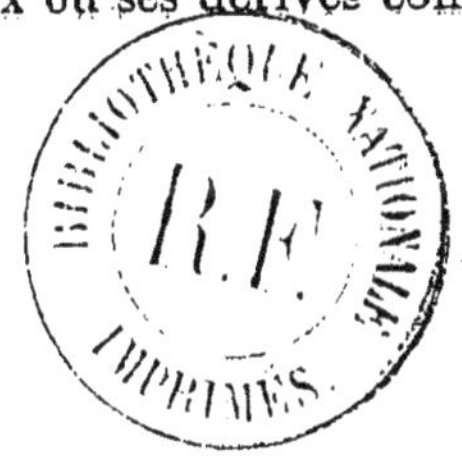

du rhumatisme. « Des faits positifs et concluants prouvent que le rhumatisme musculaire affecte moins immédiatement, moins primitivement le tissu musculaire, que le tissu cellulaire intermusculaire, d'où il peut se propager et envahir non-seulement les fibres musculaires elles-mêmes, mais le périoste, le tissu cellulaire sous-périostique et le tissu osseux lui-même. »

L'opinion dominante actuelle admet avec juste raison que dans la diathèse rhumatismale toute la substance est affectée ; la détermination morbide se fait vers tel appareil ou tel organe; elle pourra être plus développée dans un tissu que dans l'autre, mais c'est là une question accessoire qu'il ne faut pas cependant laisser de côté, car l'observateur devra incessamment se rappeler, que si le rhumatisme des séreuses domine par sa fréquence toutes les autres formes, le rhumatisme musculaire et fibreux lui dispute la première place en s'associant à lui dans un grand nombre de cas (Chomel et Requin). On a longtemps considéré le rhumatisme comme une inflammation simple, puis on en a fait une phlegmasie spécifique, oubliant disent Trousseau et Pidoux dans le Traité de thérapeutique : « Que le rhumatisme a de nombreuses manières de se manifester et que l'inflammation n'est pas la seule. La douleur, le spasme, la contracture, la paralysie, le flux, la congestion lui servent de symptômes plus souvent encore que la fluxion inflammatoire. » Mais en résumé, et surtout au point de vue qui nous occupe spécialement, à l'exemple de M. Fernet nous dirons qu'on peut admettre surtout quatre processus pathogéniques, qui sont par ordre de fréquence : la congestion, la phlegmasie, l'hypercrinie, la névrose. Quant à cette dernière on peut dire que, grâce au progrès de la science, ses manifestations diminuent graduellement d'importance.

La congestion ou hyperémie est un des modes les plus communs du rhumatisme aigu : ces congestions apparaissent rapidement et s'effacent aussi vite, sans laisser la moindre trace, ainsi que cela s'observe au pourtour des jointures envahies, ou bien dans les cas d'érythème d'origine rhumatismale: il n'y a dans ces cas ni exsudation plastique, ni perturbation nutritive des tissus. Les caractères les plus importants de ces phénomènes congestifs sont donc la rapidité d'apparition, leur mobilité, leur disparition presque instantanée et l'absence de reliquats susceptibles de prolifération. C'est cette forme [congestive que nous rencontrons surtout dans les localisations spinales de la diathèse, à moins que persistante pendant un certain temps dans le même point, elle n'aboutisse à des lésions locales manifestement inflammatoires et ne doive être considérée alors comme le premier degré d'un autre acte pathologique qui devient consécutivement l'inflammation ou l'hypercrinie. Le mode inflammatoire est celui auquel la plupart des auteurs ont rapporté les manifestations locales du rhumatisme : « Nous déclarons, dit M. Bouillaud, que le rhumatisme doit être placé au premier rang des maladies essentiellement inflammatoires, dont il constitue, je ne crains pas de le dire, un des modèles ou des types les plus parfaits. » M. Bouillaud n'admet qu'une différence d'origine, de cause entre l'inflammation rhumatismale et les autres inflammations. Chomel et Requin attribuent à la phlegmasie rhumatismale un caractère spécifique : « Il faut, disent-ils, regarder les rhumatismes comme des maladies *sui generis*, et en faire une classe à part en nosologie. » Avant ces auteurs Stoll et Franck avaient déjà noté certaines particularités qui leur permettaient de différencier la phlegmasie rhumatismale des autres phlegmasies.

« Les caractères principaux des phlegmasies vraies sont d'être fixes et suppuratives, disent Trousseau et Pidoux, et ceux des phlegmasies rhumatismales sont d'être mobiles et non suppuratives. Mobiles et irrésolubles par nature, elles sont si peu identiques avec le phlegmon, qu'elles en forment le contraste, et qu'on a l'habitude de les définir en leur déniant les caractères pathognomoniques de cette sorte d'inflammation. » On peut dire en un mot, que ce qui domine dans cette lésion particulière, c'est ce que les anciens appelaient la fluxion inflammatoire et qu'on est convenu de désigner aujourd'hui, dans le langage physiologo-pathologique, sous le nom d'hyperémie phlegmasique, c'est-à-dire que les phénomènes vasculaires sont de beaucoup les plus importants, et que le travail d'irritation, de néoformation interstitielle, qui constitue l'inflammation phlegmoneuse est réduit à un rôle généralement très-accessoire : « Ce qui distingue la phlegmasie rhumatismale, dit Monneret, c'est sa forme congestive et sécrétoire. »

L'hypercrinie ou flux consiste dans l'accroissement de quantité des produits normaux de sécrétion ou d'exhalation. Le flux des séreuses qui peut jouer un rôle important dans l'apparition des localisations spinales du rhumatisme, est constitué par l'épanchement dans les cavités séreuses du liquide qui normalement ne fait qu'en humecter les parois ; c'est une irritation sécrétoire dont l'apparition s'observe par exemple avec plus ou moins de fréquence dans les cas d'hydarthrose rhumatismale, d'hydropisie de la plèvre, de l'arachnoïde, du péritoine.

Ces flux ont un début brusque, une grande mobilité, et disparaissent souvent avee rapidité.

Les auteurs admettent un quatrième mode pathogénique du rhumatisme, c'est la névrose ; mais ainsi que nous nous sommes déjà exprimé à ce sujet, cette modalité doit être la plus rare, et de plus le diagnostic doit en être souvent bien impossible.

Dans nombre de cas où les auteurs ont admis la névrose par suite de l'absence d'altérations anatomiques, ne serait-on pas en mesure d'affirmer que l'hyperémie existante, était la cause des perturbations fonctionnelles, et qu'après la mort, toutes traces d'hyperémie disparaissant, il en est résulté que les auteurs rangeaient à tort les symptômes notés comme devant être la conséquence unique de la névrose?

Ces considérations préliminaires établies, n'est-il pas possible d'expliquer la fréquence moindre des inflammations des méninges rachidiennes, comparativement à ce qu'on observe du côté de l'encéphale? et dans une telle question un aperçu de l'anatomie normale de ces régions ne peut-il servir de base à une explication plausible?

En effet, tandis que « le cerveau reçoit par les artères carotides, les vertébrales, les méningées, une quantité énorme de sang ; la moelle épinière, au contraire, n'est pourvue que d'un réseau vasculaire peu riche, si on le compare à celui de la substance cérébrale, et la quantité de sang qui la pénètre est relativement bien minime, aussi la circulation y est-elle moins active que dans l'encéphale. D'autre part, les artères qui pénètrent dans la cavité rachidienne sont toutes grêles et en très petit nombre ; ce sont les artères spinales et quelques ramuscules intercostaux et lombaires. »

A côté de cette pauvreté relative du système artériel, « on rencontre dans l'intérieur du canal, des plexus veineux considérables, situés entre la dure-mère et les os, constituant un système particulier, sur lequel Dupuytren et Breschet ont appelé l'attention des anatomistes. Il n'est pas possible d'établir la moindre analogie entre cet appareil et celui des sinus de la dure-mère crânienne. Les veines qui tapissent l'intérieur du canal vertébral n'ont avec la dure-mère rachidienne aucun rapport ; leurs parois, très-minces, ne sauraient résister à la plus légère compression ; le sang qu'elles contiennent ne provient point de la moelle épinière, et la circulation y est si lente, qu'on a les a considérées comme une sorte de réservoir ou diverticulum du système veineux. Lorsqu'il existe un obstacle au cours du sang, soit dans la veine-cave, soit dans l'azygos, on les trouve considérablement dilatées, et même à l'état normal elles occupent dans le canal vertébral une place considérable. » (M. le professeur Richet, *Traité pratique d'anatomie médico-chirurgicale*, p. 51.)

De telles dispositions peuvent expliquer, jusqu'à un certain point, d'un côté le peu de tendance qu'éprouve la fluxion rhumatismale pour se fixer dans les méninges spinales ou dans la moelle, de l'autre, la prolongation des symptômes observés quand l'action morbide a été portée à ces degrés supérieurs qu'on appelle l'hyperémie phlegmasique ou l'hypercrinie.

La disposition de la moelle, la façon dont le liquide céphalo-rachidien se distribue dans le canal vertébral vont encore nous permettre d'expliquer la particularité suivante : d'après tous les auteurs qui ont écrit sur les accidents spinaux du rhumatisme, il paraît démontré que les localisations ont lieu le plus souvent au niveau de la région dorso-lombaire. Or, on sait qu'à l'état normal, le liquide sous-arachnoïdien est toujours plus abondant à ce niveau que partout ailleurs ; car en ce point qui correspond à la queue de cheval, le volume de la masse nerveuse étant moindre, il en résulte comme conséquence forcée que l'espace réservé au liquide de remplissage devient d'autant plus considérable. Aussi quand l'inflammation vient envahir la moelle à ce niveau, le liquide augmentant rapidement, il s'en suivra une compression analogue qui se traduira par les symptômes qu'on a coutume de rencontrer dans tout obstacle apporté au libre jeu de la circulation du tissu nerveux.

CHAPITRE II

LÉSIONS ANATOMIQUES.

N'ayant observé par nous-même aucune terminaison fatale, nous sommes dans l'obligation d'emprunter les matériaux de ce chapitre aux auteurs que nous avons eu déjà l'occasion de citer.

Tout d'abord, on peut dire que dans nombre de cas où l'on avait vu se dérouler des symptômes se rapportant au rhumatisme spinal, on ne constate après la mort aucune lésion matérielle appréciable ; les membranes de la moelle sont partout lisses, polies, sans injection aucune ; la moelle elle-même a une consistance et une couleur normales. Le liquide rachidien n'est ni augmenté, ni diminué, et présente toutes les qualités qu'il offre habituellement. Il n'y a du reste dans ces caractères négatifs rien de particulier au rhumatisme spinal, car cela s'observe également dans les cas les plus nets de rhumatisme cérébral. Ainsi que nous avons déjà eu l'occasion de le dire, il est permis de supposer que, dans ces cas, les désordres constatés étaient sous la dépendance de perturbations passagères, de lésions de canalisation, par exemple, qui ont disparu, *post mortem*, sans laisser aucune trace durable.

Cependant ce n'est point là le cas le plus ordinaire, et tout en ayant soin d'omettre les lésions étrangères à notre sujet, de passer sous silence les lésions cérébrales entre autres, qui compliquent bien souvent le rhumatisme spinal, nous dirons que dans certains cas, on peut constater les divers degrés de la méningite et de la méningo-myélite rachidiennes.

On a trouvé une véritable suffusion sanguine entre les os et la dure-mère, occupant une hauteur de 2 centimètres environ; cet épanchement paraissait récent, et le sang était à moitié coagulé. L'injection des méninges peut être limitée à la face postérieure, et s'arrêter au niveau des ligaments dentelés. La dure-mère paraît bien moins souvent hyperémiée que l'arachnoïde et la pie-mère. L'injection de ces deux dernières membranes présente plusieurs degrés ; elle peut être rosée ou rouge violacé ; l'arachnoïde devient sèche, opaque, poisseuse et friable. Il n'est pas rare de trouver dans sa cavité une sérosité lactescente, des fausses membranes et même du pus. Mais dans la grande majorité des cas, les produits de l'inflammation existent dans le tissu cellulaire sous-arachnoïdien, dans lequel on constate la présence de sérosité opaque d'aspect purulent, ou bien de néo-membranes qu'on peut du reste rencontrer aussi à la face interne de la dure-mère (Vulpian). Dans quelques cas cependant il existait simplement une augmentation assez notable du liquide céphalo-rachidien (Hutchinson); cette méningite avec effusion séreuse a été longtemps désignée sous le nom d'*hydrorachis aiguë*; elle se développe principalement sous l'influence du froid et du rhumatisme (de là le nom d'*hydrorachis rheumatica* qui lui avait été donné par J. Frank). Mais ces deux causes produisent souvent aussi la méningite purulente. Lorsqu'il n'y a pas coïncidence de myélite, la moelle est pâle et anémiée au niveau des parties malades, et présente parfois une légère diminution de consistance dans les couches blanches superficielles, sans altération des éléments du tissu (Jaccoud, path. int., tome I, p. 318). La pie-mère est souvent d'un rouge vif, son tissu est friable et ramolli; si la phlegmasie s'est propagée à la surface de la moelle, on ne peut en détacher cette membrane sans entraîner en même temps un peu de tissu nerveux lui-même. La substance médullaire peut être légèrement injectée ou avoir conservé sa coloration normale; sa consistance est parfois modifiée. Alors le ramollissement est peu considérable et limité, ou bien il a une certaine étendue. Dans une observation relatée par M. Jaccoud dans son Traité des paraplégies, on trouve un cas de méningo-myélite aiguë survenue dans le cours d'un rhumatisme articulaire, dans lequel on constate à l'autopsie que la moelle depuis la septième vertèbre cervicale jusqu'à la sixième dorsale, est le siége d'un ramollissement aussi prononcé sur les couches postérieures que sur les antérieures. Dans ces points l'examen microscopique montra que la destruction du tissu ne s'étendait pas au delà des couches blanches; les tubes nerveux étaient ou vides ou remplis de masse granuleuse, il n'y avait plus trace de cylindre-axe; en revanche les cellules nerveuses étaient intactes. Aussi dit M. Jaccoud, « comme démonstration positive de la méningo myélite aiguë rhumatismale, le fait précédent ne laisse rien à désirer.

Dans une observation fort importante, consignée dans la thèse de M. Léonardy, où le rhumatisme cérébro-spinal fut accompagné pendant la vie de phénomènes d'endocardite, de péricardite, de pneumonie et de rhumatisme articulaire aigu, nous voyons que la pie-mère présentait une coloration rose très-prononcée; la moelle avait conservé sa coloration normale, mais au-dessus du renflement lombaire existait, dans un point peu étendu, un ramollissement médullaire très-notable; à ce niveau le microscope permit de constater une prolifération marquée des noyaux du tissu conjonctif, une hyperplasie des noyaux des vaisseaux qui sont nombreux, dilatés, et qui présentent dans leur intérieur des amas de globules rouges et de leucocytes agglomérés. Enfin dans une observation rapportée par M. Bouillaud dans son Traité des maladies du cœur, non-seulement nous voyons que la moelle était très-injectée, mais en outre augmentée de consistance au niveau du renflement supérieur; dans un point de 20 millimètres d'étendue la moelle était ramollie, déchiquetée et convertie en une sorte de crème d'une couleur jaune rougeâtre. Mais il ne faudrait pas conclure de ces faits que de telles altérations sont la règle; au contraire, ainsi que s'exprime M. Ball, le cordon nerveux reste souvent intact; « c'est ce qui avait lieu chez un des malades de M. Gintrac (*de la méningite rhumatismale*, 1863); c'est ce qui existait aussi chez un malade que j'eus l'occasion d'examiner à la Pitié (1858). Cet homme exposé per sa profession au froid et à l'humidité avait eu dix-sept attaques de rhumatisme articulaire aigu, avant de devenir paraplégique, ce qui permet d'affirmer que le rhumatisme avait exercé une certaine influence sur la moelle. »

Si au contraire des altérations se rencontrent, on peut dire que l'inflammation suit une marche toujours identique; elle commence par les méninges qui se congestionnent dans des points limités ou étendus, pour de là s'étendre vers la profondeur, d'où les modifications du liquide céphalo-rachidien qui augmente de quantité, devient purulent et sanguinolent. Enfin arrive la participation de la moelle elle-même à l'inflammation qui va se traduire alors par des altérations de consistance dans une étendue variable.

Dans plusieurs observations, entre autres dans celle qui a été communiquée à la Société de biologie, dans la séance du 3 janvier 1874, par M. Du Castel, sous la dénomination suivante : observation de sclérose primitive des cordons de Goll et dont la partie clinique est rapportée dans la thèse de M. Picot, nous voyons que l'inflammation en se localisant sur la moelle, peut, par sa durée et sa gravité se traduire par tous les signes d'une sclérose fasciculée et produire enfin dans le tissu médullaire des lésions irréparables.

Un malade que nous avons eu l'occasion d'examiner à différentes reprises dans le service de M. le professeur Lasègue à la Pitié, où il était atteint d'un rhumatisme articulaire à poussées fréquentes, accompagné plus tard de localisation spinale, se trouve aujourd'hui dans le service de M. le Dr Dumontpallier, et présente des signes manifestes du tabes dorsalis. Mais il faudrait bien se garder de croire que de pareils faits sont fréquents et on doit même les considérer comme d'une rareté exceptionnelle.

CHAPITRE III.

SYMPTOMATOLOGIE.

Avant d'aborder l'étude des symptômes, nous dirons seulement quelques mots sur l'étiologie de ces localisations de la diathèse. Elles sont bien plus fréquentes chez l'homme que chez la femme ; c'est ainsi que sur 10 observations que nous relatons, nous avons seulement trois cas chez la femme pour sept chez l'homme. L'enfance elle-même n'est pas à l'abri de ces complications ; le fait déjà noté par M. Léonardy, se trouve clairement démontré dans la thèse de M. Picot. (Du rhumatisme aigu et de ses diverses manifestations chez les enfants, 1872). « On observe quelquefois chez les enfants rhumatisants, des complications cérébrales et spinales analogues à celles qui ont été décrites chez les adultes, mais chez eux la forme la plus commune du rhumatisme nerveux, c'est la chorée, affection qui peut se montrer non-seulement sous forme isolée, pendant ou après les douleurs articulaires, mais encore accompagner les accidents du rhumatisme cérébral et du rhumatisme spinal, dont elle n'est probablement elle-même qu'une manifestation. » On a encore dit que l'âge était une des conditions importantes et susceptible de faire varier le siége des déterminations morbides ; ainsi, Vogel a remarqué que les maladies rhumatiques occupent généralement la tête, la poitrine et les extrémités supérieures chez les jeunes gens, le dos et les extrémités inférieures chez les gens avancés en âge ; il a observé aussi que, lorsque le rhumatisme se porte à l'intérieur, il affecte davantage chez les jeunes gens, la tête, la gorge et la poitrine, et chez les hommes plus âgés, les hypochondres, les intestins, les reins et la vessie.

Les sujets d'une constitution robuste et d'un tempérament sanguin y sont plus prédisposés que les autres ; quant à l'influence de l'hérédité, elle ne peut être mise en doute ; trop de circonstances plaident en sa faveur pour qu'on puisse se refuser à l'admettre.

Les saisons jouent aussi un grand rôle ; car ce sont celles où le temps est variable, où il y a des alternatives de froid et de chaleur, de sécheresse et d'humidité qui amènent le développement du plus grand nombre de rhumatismes : sous ce rapport, le printemps et l'automne dominent beaucoup l'été et l'hiver. « La cause essentielle et unique des véritables affections rhumatismales, quelle que soit leur forme, est l'influence du froid, du froid humide surtout, » dit M. Bouillaud.

Jaccoud, à la page 567 du tome II de son traité de pathologie interne, dit: « L'impressionnabilité des malades, sous les influences atmosphériques, dépasse toute croyance, et l'imagination aidant, ils deviennent de véritables baromètres. Les douleurs articulaires alternent souvent avec du rhumatisme musculaire, et cet état de souffrances réelles ou imminentes a toute la ténacité d'un mal constitutionnel. Dans toutes ces variétés, le rhumatisme chronique peut être compliqué de névralgies et de paralysies. »

Les constitutions médicales n'impriment pas seulement un cachet particulier à toutes ces individualités pathologiques, elles peuvent encore provoquer les manifestations diathésiques à occuper de préférence tel siége, à revêtir tel forme ou tel mode. Enfin, certaines idiosyncrasies semblent exercer une influence manifeste sur le siége ou le mode des maladies; le fait est bien démontré chez certains sujets, chez lesquels, par exemple, toute attaque de rhumatisme est précédée ou accompagnée d'une angine de même nature; les localisations cérébrales elles-mêmes sembleraient se manifester de préférence chez les sujets présentant un tempérament nerveux ou ayant subi des fatigues intellectuelles ou des peines morales. On voit en résumé que les causes des localisations spinales sont très-obscures, et qu'on ne peut à ce sujet rien dire de plus précis que pour les autres manifestations de la diathèse.

Il nous est impossible même d'admettre l'opinion de M. Bourdon qui professe, surtout à propos de la méningite rhumatismale, que toutes les causes capables de troubler dans ses manifestations normales et dans sa marche le rhumatisme articulaire, puissent devenir cause du rhumatisme spinal. Car dans le service de M. le professeur Gubler à l'hôpital Beaujon, où les localisations articulaires du rhumatisme sont traitées par des applications de compresses imbibées d'eau froide, fréquemment renouvelées, on devrait voir se manifester avec une fréquence insolite, soit le rhumatisme spinal, soit le rhumatisme cérébral, alors au contraire que ces deux complications y sont aussi exceptionnelles que dans les autres services hospitaliers.

C'est dans le cours du rhumatisme articulaire aigu qu'apparaissent ordinairement les premiers symptômes spinaux ; d'autres fois cependant ces accidents précèdent immédiatement les manifestations articulaires aiguës et peuvent être comme nous le voyons, dans notre observation 10, les seules localisations diathésiques.

Ce début brusque, par une fluxion considérable vers les enveloppes de la moelle, se rencontre dans plusieurs de nos observations ; on le retrouve également dans un cas remarquable consigné dans la clinique de Trousseau. Si l'inflammation se limite dans le tissu médullaire, les accidents peuvent devenir tellement graves, que le malade succombe en l'espace de quelques jours ; si l'inflammation se propage à l'encéphale, il en résulte un rhumatisme cérébro-spinal presque constamment mortel. Si la période d'acuité disparaît, laissant à sa place des lésions médullaires irréparables, une paralysie complète ou incomplète en sera la conséquence et persistera plus ou moins longtemps.

Enfin, si la congestion domine, on verra les symptômes arriver brusquement et disparaître de même, ou bien alterner par exemple, avec des localisations cérébrales ou articulaires ; la maladie pouvant se traduire alors même par une paraplégie subite avec ou sans douleurs rachidiennes.

Trousseau rapporte à propos de cette forme qu'il appelle apoplectique, désignation qui indique simplement la brusquerie d'apparition de la maladie, l'histoire d'une jeune fille qui entre à l'hôpital avec une fièvre véhémente, une rachialgie intense rappelant les prodromes de la variole, et de la paréplégie. Pendant trois jours, on attend l'éruption variolique ; le quatrième jour on applique des ventouses, la paralysie cesse ; mais aussitôt surviennent une amaurose et une hémiplégie. Quelques sangsues sont appliquées derrière les oreilles, et deux jours après, les douleurs apparaissent dans les articulations, l'amaurose se dissipe alors, ainsi que l'hémiplégie. « Il est bien évident, ajoute l'illustre clinicien, qu'ici le rhumatisme a successivement frappé la moelle, le cerveau et les jointures intéressant probablement en chaque point des éléments anatomiques semblables, mais produisant chaque fois des symptômes bien différents. »

On comprend facilement l'impossibilité qu'on éprouverait à décrire méthodiquement une maladie qui revêt des formes si variées et qui est susceptible de prendre des allures si diverses. Tantôt en effet les accidents débutent subitement, tantôt ils sont précédés par une période de prodromes qui peut durer un temps variable, même trois semaines dans une de nos observations ; on peut noter alors, soit de légers frissons, de la courbature, un sommeil agité, soit du mal de tête, de la fièvre, de l'anorexie, un malaise général, un sentiment de fatigue et de lassitude. Si les localisations articulaires du rhumatisme existent déjà depuis un certain temps, on observe souvent un signe important auquel on doit attacher une grande valeur, non pas au point de vue théorique, ainsi que le comprenaient les auteurs anciens, mais au point de vue purement clinique, nous voulons parler de la relation qui existe entre la diminution du gonflement articulaire, entre l'amendement des douleurs et l'apparition des premiers signes du rhumatisme spinal.

Un des principaux symptômes, c'est la douleur ressentie le long de la colonne vertébrale, la rachialgie. Ce symptôme, presque constant, varie beaucoup d'intensité ; tantôt c'est une simple gêne, une roideur pénible existant au niveau du rachis sans qu'il y ait ni douleur spontanée, ni douleur provoquée par la pression sur les apophyses épineuses.

Dans d'autres circonstances, au contraire, son acuité et sa violence sont telles qu'elles arrachent des cris aux malades. Cette douleur s'accroît généralement par les mouvements imprimés au tronc ; aussi le patient peut rester immobile, soit par crainte d'exaspérer les douleurs, soit par suite d'une contracture plus ou moins tétanique des muscles de la masse sacro-lombaire. On a dit aussi que cette douleur était modifiée par les changements de température. Son siége est variable ; tantôt elle occupe la région lombaire ou la région dorsale ; tantôt même la région cervicale ; mais un de ses caractères les plus importants, c'est sa mobilité, signe qu'on ne rencontre dans aucune autre maladie.

La douleur ne reste pas limitée à la colonne vertébrale ; elle se propage le plus ordinairement à toute l'étendue des membres inférieurs, en suivant surtout les gros troncs nerveux. Si la localisation siége dans la moelle, au niveau de la région cervicale, c'est dans les membres supérieurs qu'on pourra constater ces phénomènes douloureux : tantôt ces douleurs sont vagues, mal définies, augmentent par les mouvements qu'on imprime aux membres ; d'autres fois, au contraire, le malade indique parfaitement les trajets douloureux, montrant de préférence les principales divisions du nerf sciatique ou du nerf crural, etc., et, circonstance digne d'être notée, il arrive souvent que la pression exercée dans ces points n'exaspère pas la douleur, qui est surtout spontanée et souvent aussi provoquée par les mouvements.

On remarque encore, dans les cas où la maladie siége au niveau de la région dorsale, des douleurs en ceinture, accusées, soit à la base du thorax, avec une sensation de pesanteur à l'épigastre et de l'anxiété précordiale, soit dans les parties inférieures de l'abdomen.

Les membres peuvent être le siége de fourmillements, de picotements, de douleurs spontanées, qui ne sont provoquées ni par la pression ni par les mouvements forcés, tels que la flexion ou l'extension.

L'hyperesthésie s'observe quelquefois, principalement au niveau des membres inférieurs. Elle s'accompagne d'une sensation pénible de tension, d'engourdissement, de constriction périarticulaire ; elle peut être localisée dans un point très-limité ou, au contraire, être étendue sur une grande surface.

Généralement, elle manque dans la presque totalité des cas ou, si on la rencontre, elle est passagère, elle disparaît bientôt pour faire place à l'anesthésie. Celle-ci peut être circonscrite ou étendue, se montrer sous forme d'anesthésie simple ou d'analgésie.

Les membres peuvent être le siége de tremblements ou de convulsions; mais, ce qu'on observe encore, ce sont les contractures. Elles revêtent quelquefois la forme tonique, et on observe alors un certain degré de contracture des membres, qui peuvent être dans l'extension permanente ou dans la flexion. Si la maladie remonte à une certaine hauteur dans le canal rachidien, il survient du trismus, de la gêne ou de l'impossibilité dans la mastication et la déglutition ; la respiration est plus ou moins difficile, et il se produit des accès de suffocation. La mort peut en être la conséquence, si les désordres de l'axe spinal se propagent jusqu'à l'origine des nerfs phréniques; mais, si les muscles sacro-lombaires sont seuls le siége des phénomènes tétaniques, le tronc est placé dans une immobilité presque complète. Il y a dans ces cas des phénomènes qui rappellent absolument le tétanos. Les crampes sont également un phénomène fréquent, mais passager, de même que les convulsions (variété d'épilepsie spinale).

Mais c'est la paralysie qui constitue le symptôme prédominant du rhumatisme spinal : tantôt la paraplégie apparaît d'abord, ce qui est le cas le plus ordinaire, et les muscles supérieurs ne sont pris que consécutivement; tantôt, au contraire, ces derniers sont paralysés dès le début.

La paralysie peut être primitive (comme dans l'observation rapportée plus haut et qui est consignée dans la Clinique de Trousseau) : tantôt, et c'est ce qu'on observe le plus habituellement, elle est consécutives aux phénomènes douloureux sur lesquels nous avons déjà insisté.

La paraplégie subite s'observerait surtout dans la variété de rhumatisme désignée par Trousseau sous le nom de forme apoplectique.

La paralysie est complète ou incomplète. Si elle est complète, on observe de l'analgésie, de l'anesthésie ; les mouvements réflexes persistent, au dire de M. Hantraye, tandis que MM. Ollivier et Ranvier les ont au contraire trouvés souvent abolis. La sensibilité musculaire est conservée le plus habituellement. Duchenne, de Boulogne, a montré que dans toutes ces paralysies, d'origine rhumatismale, les muscles avaient conservé l'intégrité de leur contractilité électrique. C'est là un fait important, car, dans les paraplégies par lésion de la moelle, on observe une abolition, ou tout au moins un affaiblissement marqué de la contractilité électro-musculaire.

On rencontre souvent aussi une paralysie plus ou moins complète de la vessie et du rectum et un abaissement de la température dans les membres paralysés, qui, dans d'autres cas, peuvent être le siége de sueurs abondantes.

Le plus ordinairement, les phénomènes généraux occupent un rang très-secondaire : le pouls oscille entre 100 et 120 pulsations ; la température s'élève graduellement jusqu'à 39° — 40°,5. Mais on ne remarque pas dans cette maladie les dépressions considérables du matin, qui ont été notées dans la pneumonie, dans la fièvre typhoïde, par exemple ; en outre, la défervescence s'accomplit aussi avec lenteur et d'une façon progressive.

Le sommeil est agité, et l'insomnie qui tourmente les malades est la conséquence des vives douleurs qu'ils éprouvent. Les fonctions intellectuelles sont très-souvent troublées : le malade est insouciant ; son esprit est paresseux, lent à concevoir ; il comprend avec peine les questions qu'on lui pose, remue ses membres, malgré la tuméfaction considérable qu'on observe au pourtour des articulations et quoique les douleurs provoquées par l'exploration soient encore très-vives.

Ces phénomènes sont en contradiction avec l'aphorisme : « Duobus doloribus simul obortis, vehementior obscurat alte-

« rum. » Cette sorte de cachexie rhumatismale, bien dessinée dans l'observation 8, est quelquefois, il faut bien le savoir, indépendante de toute encéphalopathie aiguë; elle apparaît dans le cours du rhumatisme spinal et ne se dissipe qu'au bout d'un temps assez long. (M. le professeur Lasègue.)

Quand la terminaison doit être fâcheuse, la paralysie gagne les parois abdominales et thoraciques; aussi le défaut d'action des muscles de ces régions amène-t-il une gêne profonde dans l'acte respiratoire.

Enfin, si la maladie envahit la moelle et ses membranes jusqu'à l'émergence des nerfs phréniques, le diaphragme lui-même se paralyse, et le malade meurt asphyxié.

Pour nous résumer, nous dirons donc que les principaux symptômes du rhumatisme spinal sont : la rachialgie, la douleur siégeant dans les membres ou sur le trajet des gros troncs nerveux, l'anesthésie, l'hyperesthésie, l'analgésie, des contractions spasmodiques, des contractures et des phénomènes tétaniques, la paraplégie et la paralysie de la vessie et du rectum.

Les symptômes prédominants de ces localisations pourraient être réunis dans deux groupes distincts; ils seraient de la sorte soit la traduction de l'irritation de la moelle ou de ses racines, soit la conséquence de la compression de cet axe nerveux. Dans le premier groupe, viendraient se ranger les irritations des racines postérieures, caractérisées par des troubles de la sensibilité, telles que douleurs, hyperesthésies, ou bien des racines antérieures, s'annonçant par des désordres de la motilité, telles que contractures, spasmes, hyperkinésies. Dans le second groupe, l'exsudation plastique méningée, ou bien la compression exercée par l'excrétion abondante d'un liquide normal ou pathologique, auront pour conséquence directe d'amener une paraplégie plus ou moins complète, passagère ou permanente, suivant que la substance nerveuse sera simplement comprimée ou bien qu'elle sera le siége d'un travail pathologique.

On a dit que la marche du rhumatisme spinal était ordinairement régulière (Ball), admettant que la maladie commençait par suivre une marche ascendante, puis, qu'arrivée à son apogée, elle restait stationnaire pendant un temps indéterminé, pour arriver bientôt à la troisième période, caractérisée par un amendement graduel de tous les symptômes, les douleurs disparaissant tout d'abord, tandis que la paralysie persiste, pour cesser à son tour.

On a encore dit qu'on pouvait assigner quatre périodes à cette maladie : 1° une période d'invasion; 2° une période de croissance; 3° un temps d'arrêt; 4° enfin une période de décroissance.

Or, la maladie est loin d'être toujours identique, le mode de début lui-même pouvant être lent, graduel ou bien, au contraire, les phénomènes apparaissant avec une brusquerie soudaine.

Aussi, voyons-nous M. Léonardy admettre, d'après ses propres observations et celles qui sont rapportées dans la Clinique de Trousseau, deux formes principales : une forme congestive ou apoplectique, et une forme inflammatoire. Dans une troisième variété, viendraient se ranger les cas de rhumatisme cérébro-spinal, dans lesquels les symptômes annoncent des lésions simultanément cérébrales et spinales. La forme congestive ou apoplectique serait caractérisée par l'invasion rapide des accidents, leur mobilité, la facilité avec laquelle ils disparaissent pour se porter ailleurs, sans laisser de trace, cessant quelquefois avec une grande rapidité. Dans la forme inflammatoire, la marche de la maladie ne serait plus caractérisée surtout par la mobilité des symptômes. C'est dans le cours d'un rhumatisme qu'apparaîtraient les accidents spinaux : l'inflammation s'étend progressivement et atteint en peu de temps son apogée; puis, tantôt les phénomènes aigus décroissent peu à à peu, et la paralysie disparaît; tantôt, au contraire, si l'inflammation continue à progresser, les accidents sont bientôt tels, qu'en dehors de toute complication du côté de l'encéphale, ils emportent le malade en quelques jours.

Cette division a pour nous le grand tort d'être basée sur des lésions anatomiques dont il est impossible *a priori* de connaître la nature présumée, telle forme réputée congestive pouvant, en l'espace de quelques heures, arriver à la période inflammatoire. De plus, la forme inflammatoire n'apparaît pas constamment dans le cours d'un rhumatisme articulaire aigu ; elle peut être la première localisation de la diathèse et revêtir la forme apoplectique, tout aussi bien que la première variété admise par M. Léonardy.

Ce qui résulte clairement des différents travaux que nous avons pu consulter et de l'examen de nos propres observations, c'est que les localisations spinales du rhumatisme articulaire peuvent se présenter sous des apparences très-différentes, être caractérisées en outre par une symptomatologie très-variée ; aussi, en essayant une classification, chercherons-nous à faire rentrer chaque cas observé dans une forme clinique spéciale, cette base ayant pour nous un appui plus solide que celui qu'on pourrait prendre sur les lésions anatomiques dont la connaissance laisse encore de nombreux desiderata. N'ayant pas toutes la même importance et la même gravité, nous pensons qu'il est nécessaire de les partager en trois groupes principaux, qui constitueront trois types bien tranchés des localisations spinales. Chacune de ces formes ayant ses signes particuliers, il sera facile, le diagnostic étant établi, d'en déduire rapidement les bases nécessaires au pronostic et au traitement.

Dans un premier type, que nous appellerons *forme bénigne* ou légère des localisations spinales, la maladie s'annonce surtout par des douleurs vagues dans les membres inférieurs ou bien, se montrant sur le trajet d'un nerf important, par une rachialgie assez vive, augmentée le plus habituellement par la pression sur les apophyses épineuses; quelquefois survient même une parésie légère des membres inférieurs, un peu de gêne dans la miction. On constate souvent une alternance, une mobilité remarquable, entre les localisations spinales et articulaires ; généralement, la fièvre est peu intense. La durée de cette forme est souvent très-courte, de trois à sept jours environ (obs. 1); aussi le pronostic est-il en conséquence très-favorable.

Dans un second type plus fréquent que le précédent, et que nous désignerons sous le nom de *forme moyenne*, la localisation spinale survient le plus ordinairement d'emblée : ce n'est que consécutivement que se feront les localisations articulaires. La fièvre est assez vive, la température élevée ; la rachialgie est très violente, elle est surtout augmentée par les mouvements spontanés. Les phénomènes principaux sont généralement des symptômes qui annoncent une vive irritation des enveloppes de la moelle et des racines nerveuses ; aussi est-il fréquent de constater simultanément ou alternativement de l'anesthésie, de l'hyperesthésie, des névralgies, des contractures, du tremblement, de l'engourdissement, enfin une paraplégie incomplète, plus ou moins durable, mais pouvant s'accompagner, quelquefois seulement, d'une paralysie du rectum et de la vessie. Le pronostic, plus sérieux que dans le premier type, n'est cependant pas grave, et l'amendement des symptômes s'observe généralement, tout au moins quant aux phénomènes douloureux, au bout d'un temps assez court. La paraplégie elle-même, quoique plus durable, finit par disparaître entièrement, la substance nerveuse n'ayant pas été vraisemblablement le siége d'altérations.

Enfin, dans un troisième et dernier type, qui sera la *forme grave* des localisations spinales, nous observerons une maladie à début progressif ou brusque, accompagné de fièvre intense, d'une élévation notable de la température (39° à 40°,5), de phénomènes annonçant, soit une compression de la moelle, soit une altération histologique, se traduisant par des contractures, des phénomènes tétaniques, de la chorée, une paraplégie persistante, de la paralysie vésicale et rectale, de l'hématurie, et souvent compliquée de phénomènes cérébraux, qui indiquent l'extension de la maladie à l'encéphale ou tout au moins aux méninges. Dans le chapitre suivant, adoptant cette classification, nous allons passer en revue les diverses observations que nous avons pu suivre, et nous en esquisserons rapidement les phases importantes, en assignant à chacune la place qui lui est dévolue par le plus ou moins de gravité des symptômes.

CHAPITRE IV

OBSERVATIONS

Observation I.

Hôpital de la Pitié, service de M. le professeur Lasègue.

Le 14 novembre 1874, entrait dans la salle Saint-Paul, à la Pitié, le nommé B..., âgé de 25 ans, exerçant la profession d'emballeur. Au mois d'août, ce malade fut atteint d'un rhumatisme articulaire aigu, mais qui bientôt prit les allures d'un rhumatisme à forme subaiguë; il put cependant reprendre ses occupations vers le mois d'octobre, mais quinze jours après, atteint de nouveau par ses douleurs, il se vit contraint de rentrer à l'hôpital : c'est à cette époque que nous pûmes l'examiner. Le malade éprouve des douleurs violentes dans les articulations fémoro-tibiales, douleurs qui sont provoquées et exaspérées quand on vient à exercer une pression surtout au niveau de l'insertion tendineuse des muscles biceps-fémoral et demi-tendineux; ces douleurs semblent, du reste, s'irradier sur tout le pourtour de l'articulation; pourtant il n'y a pas de rougeur, ni de gonflement, ni d'épanchement dans l'intérieur de l'article. On note aussi quelques autres symptômes qui ne manquent pas d'importance, surtout du tremblement beaucoup plus accentué aux membres inférieurs, et depuis deux ou trois jours, une douleurs assez vive, spontanée et exagérée par la pression, siégeant au niveau des apophyses épineuses des vertèbres lombaires; le malade éprouve enfin une certaine gêne dans la miction. La fièvre est presque nulle, la température normale.

Tous ces symptômes disparaissent dans l'espace de cinq jours, et le malade pouvait quitter l'hôpital, complètement guéri le 7 décembre suivant. On aurait pu à la rigueur rattacher la difficulté de la miction à un retentissement du rhumatisme sur la tunique musculeuse de la vessie, mais la réunion des autres symptômes, rachialgie, tremblement limité aux membres inférieurs, gêne dans la miction permet d'affirmer que dans ce cas les méninges rachidiennes ont été touchées sous l'influence de la diathèse rhumatismale, mais dans une mesure très-restreinte.

Observation II.

Hôpital de la Pitié, service de M. le professeur Lasègue.

Le 28 juin 1875, entrait à la Pitié, salle Saint-Paul, nº 10, le nommé C..., âgé de 28 ans, garçon tripier: d'une bonne santé jusqu'à ce jour, on ne trouve rien de particulier à noter dans ses antécédents héréditaires.

Trois jours avant son entrée à l'hôpital ayant passé la nuit à travailler, il éprouva le lendemain un refroidissement et fut pris presque subitement de douleurs vives dans les jambes, les bras; en même temps, il eut un léger éblouissement, tomba à terre mais sans perdre connaissance. Il fut alors contraint de s'aliter, continuant à ressentir des douleurs dans les articulations; de plus, quelques frissons revenaient de temps à autre et il éprouvait un mal de têts assez violent.

Le lendemain 27 juin, les douleurs articulaires cessent, pour se localiser sur la colonne vertébrale, au niveau des vertèbres dorsales et lombaires; une pression exercée en ce point, de même que toute espèce de mouvement du tronc les exagèrent singulièrement. Voici l'état dans lequel se trouve ce malade au moment de son entrée dans les salles. Le visage est rouge fortement coloré, la langue est sèche, saburrale et le pouls est plein, assez fort; il y a 110 pulsations. La température axillaire est seulement de 37°,2. Il accuse de la céphalalgie frontale; les douleurs ont complètement disparu dans les articulations des bras et des jambes; seule la colonne vertébrale est le siége de phénomènes douloureux; ceux-ci occupent la région lombaire, et le point douloureux maximum, provoqué par une pression légère, correspond à ce niveau; la région dorsale elle-même est assez sensible. Le membre inférieur étant dans l'extension, si l'on vient à fléchir progressivement la cuisse sur le bassin, on provoque une douleur assez vive au niveau de l'articulation sacro-iliaque gauche, tandis que la même manœuvre exécutée à droite ne donne aucun résultat analogue. Le malade urine très-bien, seulement les urines contiennent de légères traces d'albumine

Depuis trois jours constipation absolue.

Le 29 juin, la fièvre est plus vive; 110 pulsations, 39°; le malade éprouve une douleur violente dans la région lombaire proprement dite. On ordonne une saignée de 250 grammes et un purgatif, en outre le malade est soumis à la diète lactée.

Le 30. Malgré cette médication, la fièvre n'a pas cessé d'aller en augmentant, et ce matin il y a 120 pulsations et 40°. Les douleurs le long de la colonne vertébrale ont cependant presque totalement disparu, et les mouvements de la jambe gauche s'exécutent spontanément sans douleur.

A la visite du soir, le malade a une fièvre plus intense, 120 pulsations et 40°,5; la céphalalgie est beaucoup plus violente et la rachialgie qui n'existait plus ce matin, s'est montrée de nouveau avec plus d'intensité que jamais. Les douleurs de l'articulation sacro-iliaque gauche persistent. Malgré ce cortége peu rassurant de symptômes graves, le malade conserve toute l'intégrité de son intelligence et répond avec lucidité à toutes les questions qu'on lui pose. Aux extrémités inférieures, il n'y a pas de traces d'anesthésie; seulement on constate un léger retard dans la perception des sensations ; les actions réflexes elles-mêmes semblent assez obscures. — On ordonne une potion avec 3 gr. de chloral.

1er juillet. Le malade a passé une mauvaise nuit, insomnie presque absolue; plusieurs vomissements sont survenus, et le mal de tête s'est aggravé, la langue est sèche ; cependant la fièvre est tombée en partie, 110 pulsations, 38°. Les douleurs lombaires n'ont pas perdu de leur acuité; et de plus les localisations articulaires semblent s'étendre et se multiplier ; les articulations des membres supérieurs, poignets, coudes, sont donloureuses à la pression; il en est de même des articulations tibio-tarsiennes. On constate ce matin une grande faiblesse musculaire dans les membres inférieurs, et qui analysée minutieusement permet de conclure qu'elle est absolument indépendante des localisations articulaires. — Prescription : 25 centigrammes d'extrait thébaïque et 25 centigrammes de calomel, à prendre en cinq paquets, dans le but d'amener une dérivation intestinale, de modifier la composition de sang et de modérer les douleurs.

Le 2. Les vomissements ont cessé, en conséquence le malade a pu reposer six heures environ. Il y a ce matin 100 pulsations et seulement 38°,1. La langue est moins sèche, mais la céphalalgie toujours intense. Les douleurs de la région dorso-lombaire diminuent notablement, ainsi que celles qui siégaient au niveau des articulations du poignet et de la jambe.

A la contre visite du soir, on trouve une recrudescence fébrile, 110 pulsations, 38°,7; la céphalalgie est très-violente et prédomine du côté droit au niveau du lobe frontal. Les conjonctives sont fortement congestionnées; les vomissements ont continué toute la journée, ils sont de nature bilieuse. On note une légère torpeur intellectuelle.

Le 3. Apaisement notable de tous les symptômes; 80 pulsations, 37°. Les vomissements ont cessé, le malade a pu reposer une partie de la nuit; la céphalagie a presque complètement disparu. La langue est humide et saburrale ; les conjonctives sont moins congestionnées. Le malade n'a presque plus de douleurs le long de la colonne vertébrale, mais il y a encore quelques douleurs et un épanchement notable dans l'intérieur des genoux. On cesse le calomel et l'opium.

Le 4. Hier soir, le malade a encore éprouvé quelques vomissements bilieux, mais la nuit a été très-calme. La céphalalgie est bien moins intense; 75 pulsations, 37°5.

Le 5. 80 pulsations, 37°,3; la céphalalgie n'existe plus ; l'appétit renaît; plus de douleurs le long de la colonne vertébrale, le malade remue parfaitement les membres inférieurs, quoique cependant il y eut encore un peu d'épanchement dans le genou gauche.

Le 13. Le malade part en convalescence à Vincennes, il est complètement guéri ; il n'y a plus d'épanchement dans les articulations; les forces sont revenues progressivement.

Dans cette observation, on voit les phénomènes congestifs prédominer, et se traduire surtout par une grande mobilité dans les symptômes ; la maladie débute assez violemment par des douleurs articulaires, puis s'accompagne rapidement de douleurs dans la région lombaire au niveau du rachis: la fièvre devient rapidement assez intense puisque le pouls s'élève jusqu'à 120 pulsations et la température jusqu'à 40°5 ; mais la localisation ne reste pas bornée aux méninges spinales, et la céphalalgie, les vomissements répétés, un certain degré d'hébétude intellectuelle font présumer que la congestion s'est portée pendant un certain temps sur les méninges cérébrales. Une telle mobilité dans les symptômes pouvait faire présumer que le pronostic serait bénin, car la paraplégie fut toujours fort incomplète, il n'y eut jamais de contractures, d'anesthésie, ni de difficultés dans la miction, et en somme la gravité aurait pu seulement dépendre d'une localisation inflammatoire du côté de l'encéphale. Cette observation pourrait donc être considérée comme un cas de rhumatisme à localisation cérébro-spinale.

Observation III.

D... (Armandine), âgée de 28 ans, domestique, entrée le 28 septembre 1864 à l'hôpital de Necker, salle Sainte-Thérèse, n° 1, service de M. le Dr Lasègue.

Cette femme est malade depuis quatre jours; elle a commencé par éprouver du malaise général et une sorte d'endolorissement de tout le corps; puis les douleurs se sont limitées plus particulièrement aux membres inférieurs et aux lombes, elles s'exagèrent beaucoup dans les mouvements. On constate que ces douleurs ne résident pas dans les jointures ; elles augmentent beaucoup, surtout à la partie supérieure des cuisses, quand on presse la peau ou les masses musculaires; celles des lombes sont vives et pénibles, surtout au niveau du rachis. La motilité est très-affaiblie et la station debout est impossible, il y a en même temps quelques douleurs dans les jointures du membre supérieur gauche; la fièvre est vive.

Une saignée et l'administration du sulfate de quinine demeurent sans effet. On applique alors des ventouses scarifiées à la région lombaire; celles-ci amènent un soulagement très-notable dans les douleurs; l'affaiblissement de la motilité reste sensiblement le même.

Dès le 24, on voit survenir une gêne douloureuse à la région précordiale et on constate les signes d'une endo-péricardite commençante. Celle-ci se développe rapidement et donne lieu à un épanchement.

Le 30 septembre, l'épanchement péricardique a disparu; on trouve du frottement et du souffle à la base du cœur, l'état des membres inférieurs s'est ncore amélioré, il n'y a plus de douleurs, mais la faiblesse persiste.

Le 3 octobre, la fièvre, qui avait cessé, reprend avec une certaine intensité, sans qu'il semble s'être fait de détermination nouvelle. Ce n'est qu'au bout de deux jours qu'on constate les signes d'une pleuro-pneunomie occupant les deux tiers inférieurs du côté droit, avec épanchement léger. Dès le 10 octobre, cette nouvelle maladie était en pleine résolution; en même temps on constatait le retour des mouvements dans les membres inférieurs.

A partir de ce moment, l'amélioration fut graduelle, et le 15 octobre, la malade put sortir, conservant seulement un peu de frottement pleural et un souffle rude à la base du cœur. (Thèse Fernet). *Du rhumatisme aigu et de ses diverses manifestations,* Paris, 1865, p. 87.

M. Fernet fait suivre cette observation des considérations suivantes: « Dans cette observation qui doit être, ce me semble, considérée comme un exemple de rhumatisme aigu, les symptômes qui ont marqué le début sont ceux d'une méningite rachidienne légère; les autres déterminations endo-péricardite, pleuro-pneumonie, douleurs articulaires ont suffisamment démontré la nature rhumatismale de toutes ces maladies. »

Observation IV.

Un malade que nous avons eu l'occasion d'observer, alors que nous exercions en province, fut atteint d'accidents spinaux que nous croyons utile de relater ici. Agé de 53 ans, de taille moyenne, mais présentant une constitution robuste, se livrant modérément aux travaux des champs, d'une bonne santé habituelle, sauf quelques accidents déterminés par de fréquents excès alcooliques, il contracta une affection rhumatismale dont nous allons décrire les traits les plus importants.

8 novembre 1871. Cette homme partit dans un village voisin pour faire quelques achats; mais le soir venu, il ne revint pas à son domicile, et après quelques recherches, on le trouva vers les 11 heures du soir, couché dans un fossé de la route et profondément endormi; il est probable qu'il était là depuis quatre à cinq heures, exposé au froid humide de l'automne. On le

transporta immédiatement à son domicile, mais on ne vint nous chercher que le lendemain.

A notre arrivée, le malade ne peut nous fournir que des renseignements assez confus; il se rappelait vaguement sa chute dans le fossé, chute provoquée par son état d'ivresse, mais il se plaint actuellement de courbature générale, de nausées, de maux de tête ; la face est rouge, les conjonctives injectées, mais ce qui domine toute la scène, c'est une paraplégie complète; les membres inférieurs sont absolument inertes, de plus, il y a paralysie de la vessie et du rectum. L'état cérébral dans lequel il se trouvait alors rendait l'interrogatoire absolument inutile, aussi nous remîmes au lendemain pour asseoir aussi sûrement que possible notre diagnostic.

Le 10. Nous constatons que la fièvre s'est déclarée, 96 pulsations, élévation de la température bien appréciable à la main, soif ardente. Le malade n'est plus dans cet état de torpeur intellectuelle qui était la conséquence des excès alcooliques. De plus, il accuse des douleurs assez vives au niveau des régions dorso-lombaires, et toute espèce de mouvement du tronc, qu'il soit spontané ou communiqué, rend ces douleurs beaucoup plus intenses. Mon père, qui voyait ce malade avec moi, songeant à une myélite prescrivit l'application de ventouses scarifiées le long de la colonne vertébrale, et un bain à température élevée.

Le lendemain, le malade qui était dans le même état que la veille, accusait des douleurs rachialgiques un peu moins vives; la paraplégie persistait ainsi que le mal de tête ; le malade se plaignait en outre d'une vive douleur au genou gauche qui était le siége d'un léger épanchement.

Le 12. Les poignets, puis les épaules devinrent le siége des localisations rhumatismales, ces articulations étaient tuméfiées, douloureuses, accompagnées d'un léger épanchement, mais cependant sans rougeur, ni œdème des téguments. La paraplégie restait stationnaire, et non-seulement elle s'accusait par une impotence absolue des membres inférieurs, mais aussi par une anesthésie presque complète et des douleurs névralgiques suivant le trajet du nerf crural et du sciatique; le cœur resta absolument indemne; malgré la révulsion énergique provoquée par l'application des ventouses, et un traitement par le sulfate de quinine, la paraplégie persista au même degré pendant quinze jours environ; les localisations articulaires poursuivant leurs cours et occupant alternativement les jointures symétriques des membres supérieurs et inférieurs. Quinze jours après le début des accidents, toute manifestation articulaire ayant disparu, le malade put se lever, mais ce n'est qu'un mois après l'invasion des accidents qu'il put marcher sans recourir à l'usage des béquilles.

Cette observation, dont la relation est un peu écourtée, nous semble pourtant contenir les phénomènes les plus importants de ce qui caractérise la localisation spinale de la diathèse rhumatismale. Le début brusque et violent de la paraplégie, avec phénomènes analogues du côté de la vessie et du rectum, l'apparition d'un rhumatisme articulaire généralisé, la cause même occasionnelle de la maladie, semblent indiquer que la localisation spinale était sous la dépendance directe de la diathèse ; car, s'il se fût agi d'une simple paralysie *à frigore*, les arthropathies eussent été observées seulement dans les membres inférieurs, tandis que leur généralisation indique clairement l'essence de cette paraplégie ; la rapidité même de la guérison vient militer en faveur de l'opinion que nous venons d'émettre.

OBSERVATION V.

Hôpital de la Pitié, service de M. le professeur Lasègue.

Le 15 novembre 1875, entrait à la salle Saint-Paul, nº 12, le nommé C..., âgé de 26 ans, bijoutier, on ne trouve rien de particulier à noter dans ses antécédents héréditaires : quant à lui, il n'avait jamais été malade jusqu'à l'âge de 24 ans ; c'est à cette époque (1873) qu'il fut atteint d'un rhumatisme articulaire aigu, qui dura trois mois ; d'après ses renseignements il n'y eut pas alors de complications du côté du cœur.

Il y a trois mois, c'est-à-dire en août 1875, il eut une nouvelle atteinte de rhumatisme ; toutes les articulations furent prises successivement, mais avec beaucoup moins d'intensité que la première fois ; c'est seulement alors qu'il commençait à entrer en convalescence, qu'il éprouva de la suffocation, de la dyspnée, qui nécessitèrent l'application répétée de vésicatoire à la région précordiale.

Le 13. Dans une de ses premières sorties il lui sembla qu'il prenait froid, mais il n'eut pas de frissons. Il rentra chez lui, s'alita, sans éprouver de douleurs, mais il eut de l'insomnie, et le lendemain, lorsqu'il voulut se lever il s'aperçut que ses membres du côté droit étaient paralysés et que les masses musculaires de ces membres étaient très-douloureuses à la pression. Les articulations étaient indolores, et les mouvements de flexion et d'extension que l'on produisait ne déterminaient aucune douleur. De lui-même il ne pouvait exécuter aucun mouvement surtout à droite.

Le 15. Il entrait à l'hôpital, et on le trouvait dans l'état suivant : la face est pâle, les pommettes et les lèvres sont bleuâtres, dyspnée considérable. Les deux jambes présentent aujourd'hui absolument les mêmes phénomènes que précédemment, seul le bras droit a recouvert sa mobilité ; on détermine des douleurs très-vives quand on exerce une pression sur les masses musculaires. Le chatouillement de la plante du pied montre que les actions réflexes sont exagérées, on les constate aussi très-nettement au niveau de la région antérieure de la cuisse. Il y a une paralysie incomplète ; car le malade fléchit la jambe gauche, mais il ne peut l'allonger une fois fléchie, et il ne peut détacher le talon gauche du plan du lit. A droite, il peut fléchir la jambe et l'allonger légèrement et peut aussi soulever le talon de quelques centimètres au-dessus du lit. La miction est difficile et douloureuse ; l'urine sans être augmentée en quantité est très-sanguinolente et présente une teinte rose foncé, elle donne un précipité albumineux très-abondant.

Les articulations des membres inférieurs sont indolores, mais elles contiennent cependant un léger épanchement de liquide. Au cœur, on constate un bruit de souffle au premier temps à la pointe, caractérisant une insuffisance très-nette de la valvule mitrale.

Le 17. Pas de changement dans l'état des membres inférieurs ; mais les articulations de l'épaule et du coude sont le siége de douleurs qui se révèlent seulement à la pression, ou quand le malade veut exécuter des mouvements.

Du côté gauche de la poitrine, en arrière, on constate un épanchement pleurétique assez notable, lequel s'accompagne d'un mouvement fébrile assez marqué, 110 puls., 38°,4 (temp. prise le soir) ; persistance de la gêne dans la miction et de l'hématurie.

Le 18. Les phénomènes observés hier dans les membres inférieurs, sont aujourd'hui exagérés : à gauche, le malade peut à peine exécuter quelques mouvements légers des orteils ; à droite, la paralysie est moins accentuée, car il peut fléchir la jambe, mais il lui est impossible de l'allonger ; de même, il ne peut soulever le talon au-dessus du lit. Dans les articulations des genoux, on trouve toujours un épanchement modéré, mais cependant il n'y a pas de douleur à ce niveau ; — 110 puls., 37°,8.

Le 19. Les membres inférieurs recommencent à se mouvoir, mais en même temps, le malade a été pris de douleurs rhumatismales très-vives dans les genoux, et l'épanchement y est beaucoup plus abondant qu'hier.

Le 22. Les divers symptômes de paraplégie disparaissent graduellement, mais les genoux sont toujours douloureux, et le siége d'un épanchement considérable. Les urines contiennent toujours une notable proportion de sang ; l'apparition d'une dyspnée intense coïncide avec une nouvelle poussée d'endo-péricardite ; les bruits du cœur sont mal perçus, et de plus, on constate un bruit de frottement péricardique bien accentué ; — 80 puls., 37°,4.

Le 27. Les membres inférieurs ont complètement repris leurs fonctions, quoiqu'il y ait encore un peu d'épanchement dans les genoux ; l'épanchement pleurétique s'est résorbé graduellement ; l'urine reste toujours sanguinolente ; examinée au microscope, on aperçoit une grande quantité de phosphates, de cristaux d'urates et d'acide urique, des globules sanguins en abondance, mais déformés ; enfin des bactéries.

2 décembre. Les urines ont presque repris leur teinte normale.

Le 7. Le frottement péricardique a disparu, mais le bruit de souffle de la pointe persiste; l'urine est devenue de nouveau, et du jour au lendemain, sanguinolente, beaucoup moins cependant que la première fois.

Le 18. L'état général continue à devenir de plus en plus satisfaisant; les urines ne renferment plus ni sang, ni albumine; le malade se lève, marche sans difficulté, mais il conserve toujours un bruit de souffle cardiaque et une légère bronchite.

Cette observation que nous rangeons dans les formes moyennes des localisations spinales aurait pu à la rigueur être placée, à cause des complications cardiaques, dans les formes graves de la diathèse rhumatismale. Mais en restant dans les limites de notre sujet, en ne tenant compte que des accidents spinaux, nous assistons ici à l'évolution d'une maladie qui se localise brusquement et primitivement au niveau des méninges spinales; car comment expliquer autrement cette paraplégie subite, cette impotence presque absolue des membres inférieurs, cette exagération prononcée des mouvements réflexes ? La nature rhumatismale de la maladie est démontrée de la manière la plus rigoureuse par les antécédents mêmes du malade, par l'apparition d'une endo-péricardite, d'une pleurésie, et surtout de localisations articulaires d'une mobilité remarquable. Une particularité importante de cette observation, ce n'est pas l'alternance des phénomènes ni leur mobilité, ce n'est pas non plus la paralysie vésicale, c'est surtout une hématurie abondante et persistante, symptôme assez exceptionnel dans cette maladie. La paraplégie ne persista pas au-delà d'un septénaire et la guérison de cette localisation spinale fut du reste complète.

Observation VI.

Hôpital de la Pitié, service de M. le professeur Lasègue.

Hôpital de la Pitié, service de M. le professeur Lasègue. Le 5 décembre 1873, entrait dans la salle Saint-Charles, au n. 19, la nommée S..., âgée de de 32 ans, cuisinière. Cette femme, d'une constitution robuste, d'un tempérament sanguin, travaille depuis deux ans dans une cuisine très-humide qui se trouve située dans un sous-sol. A l'âge de 10 ans, elle eut une première crise de rhumatisme articulaire aigu, qui occupa seulement les membres inférieurs et persista quinze jours; à 23 ans, deuxième attaque de rhumatisme, mais à forme subaiguë, qui dura deux mois environ.

Dans les derniers jours du mois de novembre, elle fut prise d'un léger mal de gorge, et d'une difficulté dans les mouvements exécutés par les membres inférieurs; puis bientôt, elle éprouva de la douleur au niveau de la région lombaire, et de la gêne dans les mouvements du cou.

Le 3. Le membre inférieur droit est le siége de douleurs vives, qui occupent également la région lombaire, et se propagent sous forme de ceinture vers l'abdomen; la douleur a un siége maximum dans le genou droit et dans toutes les articulations du pied correspondant.

A son entrée à l'hôpital (5 décembre) voici ce que l'on constate : la cuisse droite est dans la demi-flexion et en abduction; tout le pourtour du genou est douloureux, mais il n'y a ni rougeur, ni épanchement, ni douleurs à la pression ou dans les mouvements communiqués; il en est de même pour les articulations métatarso-phalangiennes qui sont douloureuses, mais non tuméfiées. Il est impossible à la malade de remuer le membre, et quand on cherche à l'étendre, on provoque des douleurs très-vives; en un mot, il y a impotence absolue; il n'y a pas de douleurs musculaires. On observe aussi de la douleur à la partie postérieure de la cuisse, et quelques points douloureux sur le trajet du nerf sciatique. Le membre inférieur gauche est placé dans l'extension; il y a également des douleurs péri-articulaires au genou et aux articulations du pied, mais elles sont bien moins violentes qu'à droite, et la malade peut soulever un peu sa jambe.

Douleur spontanée très-prononcée à la région lombaire, sur le trajet des apophyses épineuses, et qui s'exagère beaucoup par la pression. Fièvre modérée; 86 puls., 37°,8; langue blanche, inappétence. Peu de sueurs. — Rien de particulier au cœur.

Le 6. Aujourd'hui, le membre inférieur droit est moins douloureux et peut exécuter quelques mouvements limités; ce membre est encore fléchi et placé dans l'abduction ; on peut fléchir la jambe, la mettre dans l'extension complète, sans provoquer de vives douleurs; hyperesthésie très-marquée; persistance de la névralgie sciatique. L'articulation du genou est toujours douloureuse; légère diminution de la rachialgie. La malade ne peut pas encore soulever sa jambe gauche; les douleurs sont plus fortes qu'hier, et se trouvent localisées aux genoux et aux articulations tarsiennes. Aucun trouble du côté des voies urinaires; pas de constipation; langue blanche. On constate de la rougeur, de la sécheresse du pharynx; la malade ressent de la gêne dans la déglutition. Peau chaude; 96 puls., 38°,4. Au cœur seulement un léger souffle au premier temps et à la base.

Le 7. La fièvre est plus intense; 108 puls., 39°. Les douleurs existent toujours dans les membres inférieurs, ayant leur maximum au niveau des articulations; apparition de rougeurs en plaques à la région interne des jambes, et d'œdème de la face dorsale du pied.

Le 8. Insomnie persistante; 108 puls., 40°,2. Amendement notable des douleurs dans les membres inférieurs; la malade se sent plus libre, peut exécuter quelques mouvements. Plus d'œdème, plus de rougeurs,

En revanche, la malade a été prise cette nuit de douleurs dans l'épaule droite, le coude et tout le membre supérieur droit ; la colonne vertébrale est douloureuse spontanément et à la pression dans toute la région cervicale; les mouvements de rotation de la tête sont très-pénibles.

Le 9. 108 puls., 39°,9. Moiteur de la peau ; les membres inférieurs sont beaucoup moins douloureux que les jours précédents ; la malade les remue un peu sans s'aider avec les mains comme elle le faisait les jours précédents. Jamais on n'a constaté chez elle d'altération d'un des modes de la sensibilité. Les douleurs ont augmenté dans le bras droit, et le bras gauche s'est pris égalcment avec des sensations très-pénibles au niveau de l'épaule et du coude. La malade ne peut faire aucun mouvement, impotence absolue; elle ne peut serrer quoique ce soit, ni soulever ses membres. Tout autour des articulations du poignet et métacarpo-phalangiennes, la peau est rouge, tendue, luisante, et pourtant la douleur n'existe pas lorsqu'on vient à tirailler sur les articulations.

Ventouses sèches le long de la colonne vertébrale ; julep avec de l'extrait d'opium, 10 centigr., et de l'extrait de belladone, 0,02 centigr.

Le 10. Œdème des membres supérieurs. Le bras droit peut aujourd'hui exécuter quelques mouvements, tandis que le bras gauche est toujours paralysé, et offre le même état que celui qui avait été présenté par les jambes. Apparition d'une nouvelle douleur au genou droit.

Le 11. Insomnie persistante; 102 puls., 38°,4. Dans les deux genoux, réapparition de la douleur spontanément, et quand on vient surtout à exercer une pression aux points d'insertion des ligaments latéraux internes. Les deux mains sont prises ; toute la région métacarpienne présente une rougeur diffuse, avec œdème douloureux ; les doigts sont fléchis ; douleurs dans le poignet et les coudes. Impotence absolue de ces membres qui sont, outre les localisations articulaires, le siége d'une douleur diffuse n'ayant pas de siége spécial le long des trajets nerveux. La malade éprouve de la difficulté pour ouvrir les mâchoires ; il y a de la douleur au niveau des condyles.

Le 12. L'œdème des mains a à peu près disparu, mais les douleurs généralisées dans les membres supérieurs sont persistantes. Sueurs abondantes. 96 pulsations, 38°,4.

Le 13. La malade se trouve mieux, ne souffre plus nulle part. La langue est blanche (rhumatismale). Les forces musculaires ne sont pas encore revenues ; 90 pulsations, 38°,2.

Le 15. La malade se lève dans la journée ; elle marche, sans éprouver de douleur. 37°,2.

Le 24. Elle part en convalescence au Vésinet ; elle reste maintenant levée toute la journée, peut rendre quelques services dans la salle. Ses forces reviennent progressivement ; la malade a conscience de sa faiblesse, mais elle n'éprouve plus de douleurs en aucun point.

Dans cette observation, la nature rhumatismale de la localisation spinale ne peut être mise en doute, car cette malade avait été antérieurement prise de deux attaques de rhumatisme articulaire aigu.

Pendant plusieurs jours, elle a de l'*angine*, puis rapidement on voit survenir tout d'abord des douleurs vives à la région lombaire et simultanément des douleurs en ceinture, une paraplégie douloureuse, et une localisation successive dans les articulations des membres inférieurs. La fièvre s'élève jusqu'à 110 pulsations, la température jusqu'à 40°2 ; l'endocarde se prend à son tour lorsqu'après six jours de grande acuité, ces phénomènes de paralysie s'atténuant graduellement, on voit apparaître une douleur très-vive à la région cervicale et suivie presque immédiatement d'une paralysie analogue des membres supérieurs, avec localisations articulaires bien marquées ; la fièvre qui s'était abaissée s'élève de nouveau jusqu'à 40°, puis tous les phénomènes disparaissent à leur tour, dans l'espace de six jours environ.

La mobilité excessive des symptômes qui envahissent tout d'abord les membres inférieurs pour atteindre ensuite les membres supérieurs, les douleurs articulaires très-aiguës, les sueurs abondantes, la fièvre intense, enfin la rachialgie tour à tour lombaire, puis cervicale, viennent prouver, ce nous semble, la localisation spinale et sa nature rhumatismale.

Observation VII.

Observation de méningite spinale rhumatismale avec paralysie des membres inférieurs, de la vessie et du rectum par le Dr Eduardo Vecchietti. (*Revista clinica di Bologna*, mars 1874.)

Un homme de 40 ans, robuste, ayant souffert antérieurement de rhumatismes articulaires s'expose à la pluie pendant toute la journée; il éprouve des fourmillements dans les pieds et une douleur obtuse à la partie inférieure de la colonne vertébrale, puis une impotence complète des membres inférieurs avec paralysie du rectum et de la vessie. L'auteur le voit un mois après le début des accidents; à cette époque les membres inférieurs sont tout à fait privés des mouvements volontaires ; la vessie est distendue, la miction, la défécation sont involontaires. Pas d'érection, pas d'eschares. La sensibilité est diminuée dans les membres paralysés surtout du côté gauche. Au niveau des vertèbres lombaires, la percussion, l'application du chaud ou du froid, la simple pression sont douloureuses. — Traitement par l'iodure de potassium, à l'intérieur ; frictions froides le long de la colonne vertébrale, suivies de frictions sèches énergiques faites matin et soir. Bientôt survient une amélioration notable et après deux mois de traitement le malade fut tout à fait guéri.

Les antécédents rhumatismaux du malade; l'apparition instantanée de la paralysie qui semble se limiter en partie du moins à l'abolition de la puissance musculaire, l'absence complète d'eschares, d'hyperesthésies ou d'anesthésie, de contracture, d'atrophie, nous permet de nous ranger à l'opinion de l'auteur et de classer cette observation parmi les localisations spinales du rhumatisme. S'il s'était agi d'une myélite centrale, comme le pense M. Pitres en analysant cette observation dans la revue des sciences médicales, ces différents phénomènes se fussent sans aucun doute rencontrés.

Observation VIII.

Hôpital de la Pitié, service de M. le professeur Lasègue.

Le nommé A..., âgé de 50 ans, entrait à la salle Saint-Paul, n° 35 le 2 février 1874.

Cet homme, d'une constitution moyenne, d'un tempérament sanguin, n'a pas d'antécédents héréditaires. Il eut une fluxion de poitrine à l'âge de 37 ans, mais il n'a jamais eu de rhumatismes, de migraines, d'hémorrhoïdes. Quelques habitudes alcooliques.

Quinze jours avant son entrée à l'hôpital il a commencé à ressentir des douleurs dans le cou, puis les jours suivants, elles gagnèrent toute la colonne vertébrale, restant très-vives surtout à la région lombaire, en même temps il éprouva quelques douleurs dans le poignet gauche. Il put cependant aller travailler le 30 janvier, mais le 31 après avoir bien dormi la nuit, il éprouva en se réveillant de vives douleurs dans les reins, une douleur en ceinture avec sensation constrictive très-pénible, et des crampes dans les mollets et les cuisses. Il peut se lever cependant, sortir un peu, mais en rentrant chez lui, il se met au lit, et constate alors qu'il lui est impossible de soulever ses jambes du lit; elles étaient, dit-il, comme des barres de fer, de plus les genoux, les articulations tibio-tarsiennes sont tuméfiées et douloureuses. Les articulations des membres supérieurs se prennent le lendemain.

Etat au moment de son entrée le 3 février, 96 pulsations, 39°,2. Les articulations des membres inférieurs sont gonflées, douloureuses, mais il n'y a pas de rougeur anormale; les genoux sont distendus par du liquide ainsi que les bourses séreuses des tendons de la patte d'oie et du biceps fémoral. Les articulations tibio-tarsiennes et coxo-fémorales sont aussi douloureuses. Le malade ne peut soulever ses jambes du lit; l'impotence est absolue. Il se plaint de douleurs analogues à des crampes dans les mollets. Sensibilité intacte. Les membres supérieurs sont moins pris que les inférieurs, cependant le poignet et les coudes sont aussi douloureux. La pression le long de la colonne vertébrale provoque de vives douleurs surtout à la région lombaire. Rien au cœur. Le malade urine facilement, pas d'albumine. Saignée de 250 gr. Sulfate de quinine 1 gr. 50.

7 février. Les genoux sont moins douloureux, moins tuméfiés; la peau n'est pas rouge, mais on y constate toujours un épanchement abondant; douleurs très-vives au niveau des articulations coxo-fémorales. La sensibilité des membres inférieurs est intacte; pas de fourmillements, pas de crampes; mais cependant le malade ne peut soulever ses membres du lit; la paralysie est complète. Les douleurs spinales sont toujours localisées à la région lombaire, sueurs abondantes.

Le 8. L'amélioration est bien appréciable; le malade commence à remuer légèrement les membres inférieurs. Les petites articulations des mains sont toujours prises, ainsi que les poignets; elles sont rouges, tuméfiées, mais non douloureuses à la pression. Au cœur léger bruit de souffle à la pointe et au premier temps 38°,8, on continue le sulfate de quinine.

Le 9. Les genoux ne contiennent plus de liquide; ils ne sont plus douloureux; le malade soulève légèrement les jambes, mais il est obligé de faire alors de violents efforts. La fièvre est presque complètement tombée.

Le 11. Les articulations des membres inférieurs sont toujours le siége de quelques douleurs, mais elles ne contiennent plus de liquide.

Le malade soulève faiblement ses jambes du lit, avec beaucoup de peine, ce qui indique bien que la cause de cette impotence ne réside pas dans les articulations.

Le 19. Le malade a maigri d'une façon notable; cet amaigrissement est général, l'intelligence est très-affaiblie; il répond avec peine et avec une grande lenteur aux questions qu'on lui adresse; quand il est debout, il garde difficilement l'équilibre, et cherche immédiatement à prendre un point d'appui. Au niveau des trois premières vertèbres lombaires, on détermine encore de la douleur en exerçant une pression modérée.

Le 24. L'apparence cachectique se modifie de jour en jour d'une façon favorable. Le malade reprend ses forces. Il accuse toujours de la douleur à la région lombaire, mais elle n'est plus augmentée sensiblement par la pression; il y a encore un peu de douleur en ceinture. Il se plaint aussi de quelques crampes dans les mollets. La torpeur intellectuelle diminue.

4 avril. Les membres inférieurs ont repris leur vigueur, leur volume normal; la force musculaire est considérable; la sensibilité intacte. Plus de douleur rachidienne, ni de douleur constrictive. Le malade accuse seulement un peu de raideur articulaire; rien d'anormal au cœur. Il quitte l'hôpital pour aller reprendre ses travaux.

Chez ce malade, la première atteinte de la diathèse rhumatismale vient se localiser tout d'abord sur les méninges spinales; la rachialgie lombaire précède de 24 heures environ l'apparition d'une paraplégie devenue soudainement presque complète et qui s'accompagne en même temps de contracture, les membres étant placés dans l'extension, et de localisations articulaires limitées aux membres inférieurs; huit jours environ après le début de cette paraplégie, les articulations des membres supérieurs se prennent à leur tour, et on commence déjà à constater une amélioration dans les membres inférieurs qui peuvent exécuter quelques mouvements. Un dernier fait remarquable de cette observation, c'est l'espèce de cachexie dont ce malade fut atteint et dont le début coïncida avec l'apaisement des symptômes et la diminution de la fièvre; l'intelligence resta pendant quelques jours absolument éteinte, puis reparut environ un mois après le début des accidents, sans laisser aucune trace.

M. le professeur Lasègue eut l'occasion dans une de ses cliniques d'insister sur ces faits en les rattachant à ce qu'il désigne sous le nom de cachexie rhumatismale, cachexie dont on peut retrouver les traces positives, même dans les cas où la diathèse se présente sans manifestations aussi graves que dans cette observation.

Observation IX.

Nous avons actuellement, comme infirmière, une femme qui a présenté un exemple de ces fluctuations rapides des troubles fonctionnels. Voici son intéressante histoire :

Cette femme, nommée Séraphine, est arrivée à l'âge critique ; elle n'a plus ses règles depuis quelque temps. Il y a trois ans, elle a été atteinte d'une arthrite rhumatismale du poignet gauche, arthrite aiguë avec gonflement notable et rougeur de la peau. Tout à coup elle a éprouvé de la pesanteur de tête avec sentiment de vertige, puis ses membres se sont *paralysés,* de façon qu'il lui a été impossible de continuer son service. La douleur de la tête et de la nuque diminua, et en même temps les membres supérieurs recouvrèrent leurs mouvements, mais les inférieurs restèrent considérablement affaiblis pendant que la malade ressentait d'une manière permanente une vive douleur vers la partie inférieure de la colonne vertébrale. Le traitement a surtout consisté dans l'administration de la vératrine, puis de l'essence de térébenthine. La maladie fut longtemps rebelle à la médication ; plusieurs fois, cette femme essaya vainement ses forces, ce ne fut qu'*au bout de quinze mois* qu'elle put reprendre son travail. Depuis ce temps, elle s'est assez bien portée, tout en gardant toujours un peu de faiblesse dans les jambes, et en éprouvant parfois quelques maux de tête et de l'engourdissement dans les jambes.

C'est dans le courant de l'été 1859, qu'elle a eu les articulations des doigts douloureuses et gonflées. En même temps, le pied droit présentait un gonflement qui a persisté jusqu'au moment où parurent de nouveaux accidents.

Dans la nuit du 11 janvier 1860, elle fut prise d'une violente céphalalgie et de douleurs dans l'épaule droite ; le mal de tête s'apaisa, mais il fut remplacé par de vives douleurs à la partie inférieure du rachis, avec engourdissement des jambes ; le gonflement du pied n'existait plus. Huit jours après, les mêmes symptômes se manifestèrent. La malade accusa des douleurs de tête très-intenses, avec obscurcissement de la vue, pendant que les bras, surtout le droit, étaient paralysés et engourdis ; puis les douleurs se fixèrent dans le dos, et les membres inférieurs principalement restèrent paralysés.

Du 20 au 21. On fait trois applications successives de ventouses scarifiées le long de la colonne vertébrale et on prescrit des capsules de térébenthine. La maladie est notablement amendée par ce traitement ; les douleurs de tête reviennent quelquefois, mais elles n'ont plus ce caractère d'intensité qu'elles avaient au début ; les douleurs du dos sont également moins fortes, mais les jambes restent très-faibles.

7 février. L'amélioration dans les accidents survenus du côté des jambes

coïncide avec la diminution de la douleur du dos; les douleurs des mains s'exaspèrent quand la nuque et la tête sont douloureuses.

Le 8. Les jambes sont moins engourdies et plus fortes; les bras demeurent engourdis, principalement le droit; nous prescrivons huit capsules de térébenthine.

Le 10. Les forces reviennent, il y a moins d'engourdissement dans les membres.

Le 16. La malade va de mieux en mieux et elle peut tricoter. On continue la térébenthine.

Le 23. Elle n'éprouve plus rien du côté de la colonne vertébrale, mais on constate quelques légères douleurs articulaires.

1er mars. Cette fille peut reprendre son service.

Le 8, à midi. Elle est prise d'un violent frisson, mais, après avoir éprouvé quelques douleurs dans les bras, elle est accablée d'une céphalalgie trés-intense, accompagnée de battements fatigants dans l'intérieur du crâne, et en même temps, elle ressent quelques douleurs le long de la colonne vertébrale.

Le 9. La céphalalgie diminue, mais les douleurs du rachis sont devenues plus vives. Nous ordonnons deux pilules de vératrine de 1 gramme chacune.

Les jours suivants, la malade est toujours faible; nous continuons la vératrine.

Le 29. La jambe droite est toujours faible et les douleurs surviennent, pour la première fois, dans le coude gauche. Nous insistons sur les pilules de vératrine.

Le 30. La douleur du coude est moins forte.

1er avril. Le pied droit est enflé, le gauche l'est quelquefois, mais plus rarement. La malade prend toujours deux pilules de vératrine.

Le 16. Les règles sont arrivées depuis deux jours; depuis ce temps la malade n'a plus les pieds enflés et se trouve assez forte pour continuer régulièrement son service. (Trousseau, Clinique de l'Hôtel-Dieu).

Comme le dit Trousseau lui-même, nous voyons ici un exemple frappant de ces « fluctuations rapides des troubles fonctionnels. » En effet, les caractères les plus saillants de cette observation ne sont-ils pas la localisation spinale, chez un sujet manifestement rhumatisant, la présence d'une douleur vive à la partie inférieure de la région lombaire, lieu d'élection habituelle de ces localisations diathésiques, la longue durée de l'affection, surtout de la paraplégie, qui persista quinze mois, la mobilité extrême, et enfin après toutes ces alternatives dans l'intensité des phénomènes morbides, le retour absolu à la santé, qui ne s'est pas démentie depuis.

Observation X.

Clinique médicale de la Pitié, service de M. le professeur Lasègue.

Nous avons observé nous-même ce malade, mais comme ce cas est relaté dans les *Archives* de 1874, par M. Laloy, externe du service, nous le citons textuellement.

Le 28 novembre 1873, entrait à la salle Saint-Paul un malade âgé de 37 ans, exerçant la profession de corroyeur. Il était venu à pied à la consultation de l'hôpital très-péniblement et ne se sentant pas, comme il le disait solide sur ses jambes, il avait été forcé de s'aider d'un bâton, et, malgré cet appui, les membres inférieurs étaient agités d'un tremblement continuel.

Voici les quelques renseignements que le malade peut nous fournir sur ses antécédents de santé.

D'une constitution assez robuste, bien que de petite taille, il n'a jamais eu de maladie dénommée, et quoique obligé par sa profession de travailler presque constamment dans l'eau, il n'a jamais souffert de rhumatisme.

Il y a trois semaines environ, il se sentit pris subitement de fièvre, de mal de tête, d'anorexie, d'un malaise général, et dut cesser tout travail pour garder la chambre; cet état resta le même jusqu'au 26 novembre. Dans la nuit, il éprouva à plusieurs reprises des crampes dans les mollets et dans les cuisses; et le lendemain 27, une douleur vive se déclarait à la région postérieure du cou, douleur qui s'accompagna bientôt d'une contracture permanente des muscles de la région.

Le 29. A la visite, on constate l'état suivant: le malade dans le décubitus dorsal, a la tête renversée en arrière, comme dans l'opisthotonos; il lui est presque impossible d'imprimer à sa tête quelques mouvements, et toute tentative en ce sens amène immédiatement une douleur d'une extrême vivacité. Les muscles de la région cervicale postérieure sont rigides et contracturés. La pression sur les apophyses épineuses des vertèbres cervicales est douloureuse.

Le malade se plaint d'engourdissement dans les bras qui sont, comme il le dit, lourds à soulever; il n'existe ni douleurs localisées, ni contractures des membres supérieurs; les forces seulement sont très-diminuées, c'est à peine s'il peut exercer une légère pression avec ses mains. Les membres inférieurs sont dans l'extension complète; les masses musculaires des cuisses et des jambes sont contracturées, il est impossible, même en employant une grande force, de fléchir les jambes sur les cuisses ou les cuisses sur le bassin. Les muscles sont tellement rigides, qu'en cherchant à faire plier l'une des deux cuisses, on soulève le malade tout d'une pièce.

On constate que les muscles des membres inférieurs sont le siége de contractions fibrillaires étendues et répétées.

A partir d'une ligne circulaire qui passerait à 10 centimètres au-dessus de l'articulation fémoro-tibiale, jusqu'à l'extrémité des orteils; la sensibilité a presque totalement disparu; on peut enfoncer des épingles profondément dans la peau, et arracher des poils, sans que la malade accuse aucune sensation; la notion de la chaleur est aussi confusément perçue, et les mouvements réflexes sont presque complètement abolis. Les mouvements actifs des membres inférieurs sont impossibles; dans le peu de mouvement qu'on parvient à exécuter passivement sans l'intervention du malade, les muscles sont fréquemment agités de contractions fribrillaires. Pendant la nuit, le malade a ressenti des crampes dans les cuisses et dans les mollets, et des douleurs lancinantes de courte durée. Les muscles du tronc ont conservé leur intégrité fonctionnelle, la respiration s'opère sans aucune gêne.

Au point de vue de l'intelligence et des phénomènes cérébraux, on note seulement une céphalalgie diffuse qui dure depuis trois semaines et quelques étourdissements. L'appétit qui s'était éteint pendant la première période fébrile, est revenu depuis deux ou trois jours; les digestions se font bien; il n'y a aucun trouble fonctionnel du rectum ou de la vessie.

La fièvre qui s'était montrée au début de la maladie, n'existe plus, et ce matin on note 76 pulsations et 38°,8. — On prescrit: 6 ventouses scarifiées à la nuque, et 20 ventouses sèches le long de la colonne vertébrale. La poudre suivante est administrée en quatre doses:

Sulfate de quinine.......... 1 gr. 00
Extrait thébaïque.......... 0 gr. 20

En résumé, après trois semaines de malaises généraux mal définis, le malade est pris subitement de douleurs avec contractures, et, dans l'espace de deux jours, il offre les symptômes d'une méningite spinale à double foyer: un foyer cervical qui s'accuse par la contracture des muscles de la région cervicale postérieure, et par la parésie des membres supérieurs; un foyer dorso-lombaire qui se révèle par toute une série de phénomènes morbides contracture permanente des muscles des membres inférieurs, anesthésies variées, abolition des actions réflexes. Et cependant malgré l'aggravation redoutable qui est survenue la fièvre est tombée.

Le 30. Depuis hier il s'est produit une amélioration évidente, une sédation surtout dans les phénomènes qui révélaient une inflammation localisée à la région cervicale des méninges rachidiennes; c'est ainsi que la douleur cervicale a diminué, et qu'il est possible d'imprimer quelques mouvements à la tête sans provoquer trop de douleurs; l'engourdissement des bras est aussi moins accusé.

Le malade lui-même dit éprouver du soulagement; il n'a pas eu de sommeil dans la nuit, par suite des crampes répétées et douloureuses qui se sont montrées dans les membres inférieurs. Apyrexie complète. — On continue le même traitement que la veille.

2 décembre. L'amélioration partielle continue ; les mouvements du cou sont de plus en plus faciles ; il n'y a presque plus de traces de contracture. Mais en revanche, aucun changement n'est survenu dans l'état des membres inférieurs ; la contracture, l'anesthésie, les mouvements fibrillaires persistent. La médication précédente est continuée, seulement avec addition de tartre stibié à doses croissantes pour amener une certaine détente, et au besoin une dérivation sur le tube gastro-intestinal.

Le 6. Les nuits ont été meilleures ; le malade a pu reposer quelques heures ; les crampes des membres inférieurs sont moins violentes et surviennent moins fréquemment.

Le 7. On supprime le tartre stibié à cause de l'apparition d'une diarrhée intense. L'amélioration définitivement acquise est considérable, principalement au point de vue des phénomènes qui indiquaient une irritation phlegmasique de la région cervicale des méninges spinales ; il ne reste plus de traces de l'opisthotonos ; les douleurs de la nuque, la contracture, la roideur tétanique n'existent plus ; les mouvements des muscles de cette région sont redevenus libres et ont repris leur étendue normale. Par contre, dans les membres inférieurs, il s'est opéré peu de changement ; la contracture musculaire et l'anesthésie cutanée persistent ; de plus, fréquemment et surtout pendant la nuit le malade est tourmenté par des crampes et des douleurs vives et transcurrentes. Si l'on essaye de lever le malade en le soulevant de chaque côte, il se tient très-difficilement, si même il se tient sur ses jambes, il ne sent pas le sol, l'anesthésie plantaire est absolue ; les muscles extenseurs sont le siége d'une contracture prédominante.

La diarrhée étant arrêtée, la médication précédente est reprise en remplaçant toutefois l'extrait thébaïque par l'extrait de belladone.

Sulfate de quinine........	1 gr. 50
Extrait de belladone......	0 » 04
Tartre stibié.............	0 » 10

Le 10. Peu d'amélioration dans les manifestations morbides des membres inférieurs ; les crampes sont peut-être un peu moins fréquentes, et par suite le sommeil moins interrompu. On pratique la chloroformisation, moins à titre de moyen thérapeutique que pour s'assurer du degré de persistance de la contracture. Au bout d'un temps très-court, et après avoir obtenu seulement la résolution complète du membre inférieur droit, incomplète du côté gauche, force est de cesser rapidement l'anesthésie, le malade étant pris tout à coup d'une contracture tétanique des muscles du tronc, et principalement du diaphragme, à tel point que le pouls devient filiforme en l'espace de quelques secondes.

Le 17. La seule amélioration susceptible d'être notée, c'est la diminution des crampes ; l'état des membres inférieurs est identique, et de plus, le malade accuse de nouveau la céphalalgie continue dont il s'était plaint. La médication par les bains prolongés à haute température est décidée.

Le 18. Le malade a pris le bain ce matin; il y est resté deux heures et demie, sans aucun profit pour la contracture qui ne s'est pas modifiée, même pendant la durée du bain. Depuis quelques jours, le mal de tête est devenu de plus en plus intense, et le malade le compare à un anneau qui exercerait une constriction violente autour du crâne; il est incessant. Les crampes ont presque complètement cessé dans les membres inférieurs, mais le malade y éprouve toujours des douleurs violentes et passagères, qui ont quelque ressemblance avec les douleurs fulgurantes des ataxiques ; la contracture se maintient au même degré, les membres inférieurs sont constamment dans l'extension absolue ; l'anesthésie reste aussi complète et limitée aux mêmes points, c'est-à-dire aux jambes et aux pieds.

Le malade a conservé un bon appétit ; il est sans fièvre ; la langue est humide ; pas de phénomènes cérébraux, ni vertiges, ni étourdissements, ni troubles de la vision.

Le 25. Bien qu'on ait augmenté progressivement les doses d'extrait de belladone, aucun changement n'étant amené par cette médication, on lui substitue l'iodure de potassium à la dose de 2 grammes par jour.

2 janvier. Le malade a subi très-rapidement les effets toxiques les plus caractérisés de la médication iodée sur les muqueuses oculaire et nasale, et même sur le système tégumentaire, mais l'état local ne s'améliore pas. Il importe, en présence de ces graves symptômes, d'intervenir ; on a recours à la médication par le *chloral*, à la dose de 3 grammes par jour. Le médicament, incorporé dans un julep gommeux, sera administré dans le courant de la journée à doses fractionnées.

Le 6. L'amélioration est aujourd'hui incontestable ; la contracture a diminué, à tel point qu'il est possible de fléchir légèrement la jambe sur la cuisse, dans des limites encore peu étendues il est vrai : le malade ne se plaint plus de crampes, et c'est à peine si de temps à autre surviennent quelques douleurs lancinantes.

La céphalalgie n'occupe plus que la région frontale ; l'état général est toujours excellent. Apyrexie complète. — Chloral, 5 grammes « fracta dosi. »

Le 9. La contracture des membres inférieurs, beaucoup moins prononcée, ne s'exagère plus quand on cherche à déterminer la flexion. Aujourd'hui même, le malade peut fléchir les jambes et les cuisses dans des limites assez étendues ; les douleurs fulgurantes et les crampes ont cessé. L'anesthésie elle-même est moins absolue ; on la retrouve encore, mais confuse, et répartie par îlots d'inégale surface.

Malgré la dose élevée de chloral, il n'y a aucun signe d'intoxication ; le malade se plaint seulement d'un sentiment de sécheresse dans la gorge, qui est humide et un peu rouge. Sommeil calme, mais n'offrant rien de particulier.

Le 11. L'état s'est encore amélioré quant aux mouvements et à la sensibilité ; le malade peut se tenir debout, marcher même à l'aide d'une béquille; mais il éprouve alors une sensation de raideur dans les genoux, ce qui détermine une marche brusque et saccadée, sans qu'on puisse noter le moindre défaut de coordination.

Aucun signe d'intoxication chloralique. — Chloral, 7 grammes ; même mode d'administration.

Le 15. Les douleurs ne reviennent plus que de loin en loin, et encore ont-elles sensiblement diminué d'intensité. Le contracture n'existe pour ainsi dire plus. — Chloral, 8 grammes, toujours administré à doses fractionnées.

Le 17. Chloral, 9 grammes.

Le 19. Depuis la veille, le malade est dans un état permanent de somnolence dont il est facile de le tirer; de plus, il y a de l'indécision ou de l'obnubilation intellectuelle facilement appréciables. — On diminue la dose de chloral.

Le 21. Pendant la nuit, il est survenu plusieurs étourdissements et une tendance à la syncope très-accentuée. Au moment de la visite, la somnolence persiste; la physionomie est singulière, le regard étonné, vague, et cependant le malade peut répondre nettement aux questions qu'on lui adresse. Pas de nausées, pas de vomissements. — On supprime le chloral.

L'amélioration dans l'état des membres inférieurs va se prononçant de plus en plus.

Le 24. Dans la soirée, le malade a été repris de douleurs et de crampes des membres inférieurs, et pourtant ce matin on constate que les mouvements et que la sensibilité n'ont pas subi de modifications défavorables depuis la veille.

Il n'en est pas de même pour les membres supérieurs; le malade y a éprouvé toute la nuit des crampes et des douleurs très-intenses; à gauche, il y a une raideur tétanique du biceps; pendant les mouvements passifs qu'on détermine, la douleur est très-vive dans les muscles qui entourent l'articulation scapulo-humérale.

Céphalalgie frontale vive et continue; 80 puls., 37°,4 (temp. axill.) — Applications de ventouses sèches le long de la colonne vertébrale.

Le 25. Cette nuit, le malade a encore ressenti des douleurs violentes dans les membres supérieurs ; le matin les biceps sont contracturés, le droit plus que le gauche, contrairement à ce qui existait hier matin.

Le malade se plaint surtout d'une céphalalgie générale très-vive; il est absorbé et somnolent. Pas de fièvre; la température est à peine élevée au-dessus de la normale (37°,8); pas de nausées, ni de vomissements.

Le 26. La contracture des membres supérieurs n'existe plus, et les douleurs ont aussi beaucoup diminué.

Le 30. Aujourd'hui, les membres supérieurs ont repris leur intégrité fonctionnelle absolue; ils ne sont plus le siége ni de douleurs, ni de contractures.

Fait important à noter, pendant toute cette crise nouvelle qui a affecté spécialement les membres supérieurs, l'amélioration des jambes a persisté et même a continué ses progrès; en effet, si on fait marcher le malade, il est solide sur ses jambes, peut même descendre deux étages, et se promener dans le jardin; seulement, il éprouve encore de la difficulté, de la raideur articulaire quand il lui faut monter les escaliers; l'anesthésie n'existe plus, et la sensibilité plantaire elle-même est redevenue normale; les mouvements réflexes sont encore assez lents à se produire.

L'appétit est revenu; plus de somnolence; le malade possède toute son activité intellectuelle. On reprend le chloral (5 gr.) à doses fractionnées, et on l'élève progressivement jusqu'à 9 gr., dose qui est continuée pendant deux jours seulement, le 18 et le 19 février.

Le 19. Le malade est somnolent, pas assez pour qu'on ne puisse le réveiller; il se plaint surtout d'une sensation de chaleur et de sécheresse dans la gorge, de plus, il y a du tremblement des mains; on supprime le chloral.

1er mars. Il n'existe plus aucun signe d'intoxication par le chloral; le tremblement des membres supérieurs a cessé; les forces reviennent progressivement dans les membres inférieurs.

Le 20. L'état général est très-bon; le malade se lève toute la journée; il n'éprouve plus ni gêne, ni raideur dans les mouvements, et déjà il peut aider les infirmiers dans leur service, et porter sur ses épaules de pesants fardeaux.

Le 21. Ce malade est actuellement infirmier dans les salles de la Clinique; il est constamment debout, obligé à une grande dépense musculaire; guérison s'est maintenue, et il ne se ressent en aucune façon de la redoutable affection qui avait nécessité son entrée dans le service.

Nous n'insisterons pas sur les particularités qu'a présentées cette forme rare de la maladie, exactement suivie depuis son brusque début et dont nous avons relaté les différentes phases. Après une période prodromique indécise, l'irritation spinale semble se concentrer dans deux foyers, l'un cervical, l'autre dorso-lombaire.

Les symptômes de l'irritation médullaire sont multiples; assez caractérisés pour laisser peu de doutes sur la nature et la localisation des accidents. Les contractures d'intensité et d'extentensions variables, les crampes douloureuses et visibles, l'anesthésie avec douleurs spontanées, la non-coexistence de troubles cérébraux en dehors d'une céphalalgie mobile, l'immunité de la vessie et du rectum, l'absence de toute manifestation paralytique ou parésique, la guérison relativement rapide sont autant d'indices qui ont engagé à rattacher la maladie à un rhumatisme spinal, sans qu'il soit possible d'affirmer l'exactitude de ce diagnostic. Les exemples de rhumatisme spinal ne sont pas absolument rares, mais dans aucun des cas rapportés par les auteurs ou observés par M. le professeur Lasègue, la symptomatologie n'a été constituée par des phénomènes identiques ; presque toujours c'est quand la maladie a abouti à une guérison inespérée qu'on s'est demandé si elle ne tenait pas à de simples fluxions rhumatismales, énormes dans leurs effets, mais transitoires et essentiellement curables. Le traitement institué en dernier lieu a certainement rendu de tels services qu'il importe d'en signaler les bons effets. L'opium, associé successivement au sulfate de quinine, à la belladone au tartre stibié, plus tard à l'iodure de potassium associé à la belladone, les bains d'ailleurs peu répétés, n'avaient pas produit d'amélioration et ne réussirent même pas à amener du calme. Dès la première administration du chloral, il se produisit un mieux sensible et on peut dire que le progrès en bien fut proportionné à la dose du médicament employé. L'indication parut celle des états tétaniques d'intensité moyenne où l'hydrate de chloral a eu de si remarquables succès.

Le mode d'administration devait tenir une place considérable dans l'action du remède. Il est aujourd'hui démontré que les narcotiques ou les sédatifs ne sont efficaces contre les affections convulsives du système spinal, cloniques ou toniques, qu'à la condition de côtoyer les doses toxiques ; si on reste en deçà on n'a qu'un palliatif avantageux momentanément, mais insuffisant pour la guérison. Donner en masse des doses élevées d'hydrate de chloral, c'était risquer une tentative au moins imprudente.

L'essai du chloroforme avait mal réussi et commandait d'agir avec précaution ; on procéda par doses actives mais très-fractionnées. Quelle que fut la quantité de chloral ingérée dans les vingt-quatre heures, le malade ne prit jamais plus d'une cuillerée à bouche de la potion totale, soit environ un trentième à la fois.

Les premiers indices d'intoxication n'apparurent que tardivement et furent assez modérés pour qu'il devînt aisé de conjurer tout péril en suspendant l'usage du remède, sans avoir recours à des stimulants de nature à rompre ainsi la série de la médication. Le malade resta pendant toute la durée de la cure, soumis à l'influence non interrompue du chloral dont on dirigeait l'emploi, les symptômes toxiques représentaient exactement, quoique sous une forme très-atténuée, ceux qu'on observe dans les empoisonnements par le chloral à dose massive ; de l'hébétude somnolente assez différente de celle que provoque l'opium, une paresse fonctionnelle s'étendant à tout le système nerveux, une ivresse douce, sans excitation, sans hallucinations, sans rêvasseries, pas de modification notable dans la contractilité pupillaire, pas de troubles visuels, de l'anorexie à un faible degré et quelques sensations gastriques plus incommodes que douloureuses. Le malade tourmenté par ses souffrances persévérantes, inquiet de la rigidité musculaire dont il se rendait facilement compte, se réjouissait de sa quiétude excessive ; il est probable qu'un homme moins anxieux ne se serait pas accommodé au même degré de cette torpeur générale.

CHAPITRE V

MARCHE, DURÉE, TERMINAISON, PRONOSTIC

La maladie, comme nous l'avons vu dans les chapitres précédents, peut apparaître dans le cours d'un rhumatisme articulaire aigu ; elle peut, au contraire, précéder l'invasion des localisations articulaires ; enfin, dans les cas les plus rares, c'est la première et la seule localisation de la diathèse (obs. 10). Tantôt la maladie débute donc soudainement, tantôt il est impossible d'en méconnaître la nature, car elle succède à d'autres maladies rhumatismales ou les complique. A la première période ce qui domine principalement, c'est la douleur ; puis bientôt arrive la paralysie qui peut être subite ou envahir progressivement les membres et le tronc de bas en haut ; une fois établi, ce dernier symptôme disparaît rapidement ou au contraire peut rester longtemps stationnaire. Les membres supérieurs sont beaucoup plus rarement atteints que les inférieurs, et, s'ils participent à la maladie, on voit la sensibilité et les mouvements reparaître bien plus tôt qu'aux membres inférieurs ou les symptômes sont plus persistants.

Dans un certain nombre de cas, la marche et la succession des symptômes présentent de capricieuses modifications; on observe surtout une sorte d'alternance entre les localisations articulaires et les complications spinales.

Il est impossible de fixer même approximativement la durée du rhumatisme spinal, car elle varie entre quelques jours et plusieurs mois; si les lésions sont bornées à de l'hyperémie, les symptômes s'observeront seulement pendant quelques jours, la maladie sera très-mobile, mais susceptible par contre de se localiser dans des points différents de la moelle ou des méninges. Si l'inflammation a été plus intense, si les altérations consistent en néoplasies interstitielles, ou en destruction des tissus, la prolongation de la maladie en sera la conséquence inévitable ; et alors les symptômes persisteront pendant plusieurs mois.

Quant à la terminaison, elle est suivie le plus souvent de la guérison complète ; les accidents spinaux sont transitoires et remplacés souvent alors par des localisations articulaires. Cependant dans certains cas, quand la maladie atteint la région cervicale et gagne l'origine des nerfs phréniques, la mort arrive par gêne de la respiration ; dans d'autres circonstances enfin, les méninges cérébrales se prennent simultanément, et le malade succombe fatalement.

Quoique la terminaison soit rarement funeste, cependant, on peut dire que c'est une maladie sérieuse, car les lésions peuvent s'étendre jusqu'à l'émergence des nerfs phréniques ou aux enveloppes du cerveau; en outre la paralysie qui en est un des symptômes presque constant a une durée indéterminée. Le pronostic sera d'autant plus grave que la paralysie sera plus étendue, qu'elle s'accompagnera de troubles de la sensibilité, de contracture, de paralysie rectale et vésicale; enfin le peu de mobilité des symptômes leur fixité, les cas dans lesquels on ne constate pas d'alternance bien tranchée entre les diverses localisations de la diathèse seront ceux dans lesquels on devra porter un pronostic sérieux.

CHAPITRE VI

DIAGNOSTIC.

Quand la maladie se montre dans le cours d'un rhumatisme articulaire aigu, quand on observe son début brusque ou graduel dans le cours d'une maladie rhumatismale; quand on voit la rapidité avec laquelle les symptômes apparaissent pour cesser quelquefois avec une promptitude semblable, on n'hésite pas à penser qu'il s'agit d'une localisation spinale de la diathèse rhumatismale; car aucune autre maladie n'a cette propriété de déterminer sur les séreuses des mouvements fluxionnaires aussi rapides et passagers, de donner lieu à des commencements de phlegmasies qu'elle laisse bientôt inachevées. Mais cependant ainsi que nous l'avons montré, la localisation spinale peut être la première manifestation rhumatismale et simuler alors une autre affection grave. Les douleurs lombaires sont un symptôme commun à un grand nombre d'états morbides, et parmi les maladies fébriles, se placent en première ligne la variole et la fièvre typhoïde : nous avons cité un cas tiré de la Clinique de Trousseau, dans lequel une jeune fille entrait à l'hôpital avec une fièvre véhémente, une rachialgie intense et une paraplégie. Pendant trois jours dit Trousseau « nous attendons l'éruption varioleuse », et alors commencent à se dérouler les accidents de la diathèse rhumatismale.

Le diagnostic différentiel reposera principalement sur la fréquence des vomissements qui sont d'une grande rareté dans les cas de localisations spinales du rhumatisme, et sur la fièvre qui atteint dès le premier ou le second jour après le frisson, le chiffre énorme de 40°5, 41 degrés et qui a les caractères d'une continue presque continente, c'est-à-dire qu'il y a à peine le matin quelques dixièmes de degré de rémission. Or nous avons vu que dans les localisations spinales du rhumatisme, la marche de la température était absolument différente, s'élevant progressivement et n'atteignant qu'au moment de la période d'état une température maxima de 40°5.

La fièvre typhoïde, dans le premier septénaire, peut présenter aussi des accidents spinaux sur lesquels les auteurs ont particulièrement insisté dans ces dernières années : outre la sensation pénible de brisement et d'impuissance dans les membres, certains individus accusent de véritables douleurs dans les membres pelviens, dans les lombes, et parfois on voit succéder à tous ces symptômes, une paraplégie temporaire on persistante qui est due soit à une congestion méningo-spinale, soit à une inflammation véritable. Dans ces cas, on établira le diagnostic différentiel d'après un certain nombre de signes qui ne se rencontrent jamais dans les localisations spinales; il nous suffira de citer en première ligne, les désordres du tube digestif; la sécheresse de la langue, la rougeur de la pointe et des bords latéraux, la diarrhée, la douleur dans la fosse iliaque droite et le gargouillement iléo-cæcal, le gonflement de la rate, les épistaxis etc., enfin la marche de la température s'élèvant ici d'une manière rapide, mais graduelle; ce premier septénaire constituant ce qu'on a désigné en thermométrie clinique sous le nom d'oscillations ascendantes. Le lombago est généralement accompagné d'une fièvre peu intense, de plus les douleurs spontanées ont comme siége, non la ligne médiane, mais surtout les parties latérales, l'intervalle qui s'étend entre la crète iliaque et la 12e côte; enfin les douleurs sont surtout provoquées par les moindres mouvements; généralement on n'observe aucun retentissement douloureux dans les membres inférieurs.

Dans la névralgie du plexus lombaire, et surtout dans la forme lombo-abdominale, la douleur occupe la région dorso-lombaire et la paroi abdominale antérieure; elle est accrue par l'attouchement superficiel des téguments et par la pression au niveau des trous intervertébraux; si la branche crurale est prise, on peut observer même des secousses involontaires dans les muscles de la cuisse et les mouvements de flexion et d'extension du membre sont plus ou moins entravés par la douleur.

Le rhumatisme des articulations lombaires a pour caractères principaux de provoquer des douleurs violentes dans les divers mouvements du tronc, et surtout quand une pression vient à être exercée au niveau des apophyses épineuses; la fièvre est peu intense, enfin la maladie est locale, sans manifestations périphériques d'aucune sorte.

Le diagnostic des localisations spinales du rhumatisme avec les altérations osseuses de la colonne vertébrale, n'a besoin que d'être signalé, car dans ce travail, nous avons eu surtout pour but de donner la description des formes aiguës, de beaucoup les plus importantes; il en est de même du diagnostic des localisations spinales avec les paraplégies réflexes tenant à des altérations de la vessie, du rectum ou de l'utérus; un examen approfondi permettra de faire la différence entre ces paraplégies à apparition lente, et celles qui se montrent avec l'acuité des manifestations spinales.

Quant à la paraplégie à frigore, elle doit être distinguée à tous égards de la paraplégie rhumatismale proprement dite, (Jaccoud) elle a généralement un début soudain, s'accompagne souvent de perte absolue de la sensibilité et du mouvement, de paralysie vésicale et rectale, mais on n'y rencontre pas les fluctuations rapides de la diathèse rhumatismale; les articulations, les séreuses restent indemnes, la rachialgie n'existe pas ou passe inaperçue tant elle offre peu d'intensité.

La paraplégie peut aussi reconnaître pour cause les hémorrhagies intra-rachidiennes, mais on sait que l'hématomyélie et l'hématorachis sont excessivement rares, leur brusque apparition pourrait à la rigueur servir à en distinguer la nature.

Mais les plus grandes difficultés du diagnostic reposent sur les différences qui séparent le rhumatisme spinal des inflammations de la moelle ou de ses enveloppes.

On peut cependant indiquer les moyens suivants de diagnostic : dans l'inflammation essentielle de la moelle ou de ses membranes, on rencontre une exaltation plus vive de la sensibilité, des contractions et des convulsions plus intenses et plus habituelles, un mouvement fébrile plus prononcé ; une abolition complète de la contractilité électro-motrice, qui persiste au contraire dans les cas de localisations spinales du rhumatisme ; enfin, la marche de la maladie est aussi un élément de diagnostic, car on sait combien les affections phlegmasiques de l'axe médullaire ont peu de tendance à guérir ; de plus, les douleurs névralgiques, l'hyperesthésie, les contractions, tous phénomènes qui sont sous la dépendance de l'irritation de la moelle et de ses racines finissent par disparaître et sont alors remplacés par de l'anesthésie, des paraplégies atrophiques qui annoncent qu'à la phase irritative a succédé la période caractérisée anatomiquement par la destruction des éléments nerveux.

Ce qui doit guider principalement dans l'étude du diagnostic, c'est cette instabilité qui est le caractère habituel des paraplégies qui se rattachent à la diathèse rhumatismale ; c'est une mobilité telle que la douleur passe de la nuque à la région lombaire et réciproquement, que la paraplégie peut passer des membres inférieurs aux supérieurs ; ce caractère est particulier à la diathèse, aussi vient-il donner une grande valeur au diagnostic.

Quand les localisations spinales du rhumatisme se traduisent par des crampes, des contractures, on est porté à songer tout d'abord à l'invasion du tétanos ; mais le diagnostic différentiel pourra se faire sans grandes difficultés ; car les signes des deux affections sont loin d'être identiques. Ainsi les crampes tétaniformes sont partielles et restent telles dans le cours du rhumatisme spinal, tandis que les spasmes du tétanos ont pour caractère essentiel de se généraliser à tout l'organisme ; les accidents n'ont jamais la marche envahissante et quelquefois foudroyante qu'on observe dans le tétanos ; l'élévation considérable de la température, le trismus dans cette dernière maladie, la mobilité des phénomènes, les localisations multiples sur les séreuses dans le rhumatisme permettront enfin de faire rapidement le diagnostic.

Les accidents tétaniformes qui se rencontrent dans quelques cas de localisations spinales du rhumatisme, offrent quelques points de ressemblance avec l'empoisonnement par la strychnine, cependant il sera facile de se guider en se reportant aux antécédents et à la marche graduelle ou au contraire rapide des accidents.

La paraplégie hystérique offre également quelques points de ressemblance avec certains cas de rhumatisme spinal (Ball), mais les antécédents des malades, la prédominance des accidents du côté gauche, et principalement de l'anesthésie, les points douloureux, enfin et surtout l'absence de fièvre, seront des éléments précieux de diagnostic.

La goutte peut aussi produire des paraplégies, ainsi que Graves l'a démontré, mais les cas en sont assez rares, et la connaissance des antécédents, l'examen chimique des urines, la persistance de la lésion, mettront sur la voie du diagnostic.

Quant aux myélites, elles sont accompagnées rapidement de phénomènes trophiques, tels que amaigrissement général des membres, atrophie, abolition de la contratilité électro-motrice, phénomènes qu'on ne rencontre jamais dans les formes aiguës des localisations spinales ; c'est dans ces cas aussi qu'on observe ces arthropathies qui sont sous la dépendance directe des altérations de la moelle (arthritis spuria) et dont on doit la connaissance au chirurgien américain Mitchell.

La fréquence même de ces lésions qui, quelquefois présentent des phénomènes analogues au premier abord à ceux du rhumatisme articulaire aigu, avait eu pour conséquence de la faire considérer le rhumatisme comme une affection de la moelle épinière. Or, une telle manière de voir est tellement en opposition avec les données de la pathologie générale, avec les déterminations multiples de la diathèse rhumatismale, les altérations du sang qui la caractérisent, que nous ne croyons pas nécessaire de nous étendre sur ce point ; néanmoins nous devons en tirer ce renseignement important, que dans quelques cas une maladie primitive de la moelle aura pour conséquence d'entraîner à sa suite des localisations articulaires plus ou moins graves et persistantes, et qui n'auront aucun lien direct avec la diathèse rhumatismale.

CHAPITRE VII.

TRAITEMENT.

Le traitement devra être subordonné à l'intensité de la maladie et variera avec les diverses formes que nous avons admises.

L'influence prépondérante de la diathèse devra jouer un certain rôle dans la thérapeutique ; mais les localisations spinales seront modifiées surtout par l'emploi des agents extérieurs. Aussi, dans les formes légères et moyennes emploiera-t-on de préférence les frictions sèches ou ammoniacales, les rubéfiants, les douches de vapeur simples ou aromatiques, les douches froides si la réaction s'opère facilement.

Mais dans les formes graves, les émissions sanguines générales, comme nous avons pu en observer les bons effets dans le service de M. le professeur Lasègue, seront d'une grande utilité. Ces émissions sanguines seront subordonnées à la constitution du malade; s'il est pléthorique, ce sera à la saignée générale qu'on aura recours, sinon on emploiera les ventouses scarifiées sur la région douloureuse, ou de chaque côté de la colonne vertébrale. Les émissions sanguines seront d'une grande utilité, surtout contre les accidents produits par la congestion; elles calmeront en outre les souffrances et diminueront la fièvre.

Les sédatifs ont aussi rencontré plusieurs partisans. L'opium est généralement préféré, qu'il soit administré à l'intérieur, par la méthode endermique, ou sous forme d'injections souscutanée; ce médicament est en général assez bien toléré par les malades; on peut dans quelques cas lui associer le calomel afin d'agir sur la crase sanguine et de déterminer en même temps une révulsion salutaire sur le tube intestinal.

Dans les cas où l'irritation des racines nerveuses se traduit par des contractures douloureuses, de l'hyperesthésie, etc., l'emploi du chloral pourra rendre d'excellents services; du reste l'observation 10 montrera mieux que nous ne pourrions le faire les avantages immenses que l'on peut retirer de l'emploi de ce médicament.

Le sulfate de quinine a été également préconisé, mais plutôt d'une façon empirique et parce que l'on songeait aux accès pernicieux de l'impaludisme, c'est ce que nous avons dû faire dans un cas où la constitution géologique du pays semblait avoir eu quelque influence sur la nature des accidents spinaux que nous observions. (Obs. 4).

Quand malgré l'emploi de ces médicaments, la maladie résiste, il est de toute nécessité de recourir à une médication plus énergique; c'est ainsi que nous placerons en première ligne l'usage des badigeonnages iodés, des vésicatoires volants répétés sur toute la hauteur de la colonne vertébrale, de la cautérisation transcurrente ; l'application même de cautères le long du rachis aura pour effet d'agir comme méthode simultanément substitutive et spoliatrice, quand elle sera appliquée avec énergie et d'une façon proportionnelle à l'étendue et à la gravité de la lésion.

L'électricité sera également très-utile dans les cas où la paralysie est passée à l'état chronique ; dans les cas analogues l'iodure de potassium a été également préconisé.

M. Gueneau de Mussy (in *Union médicale,* 1873) parle de bains arsénicaux combinés avec l'application de cautères le long du rachis ; il dit avoir observé plusieurs cas de guérison par l'emploi de cette médication. Enfin les bains chauds prolongés, le séjour dans les stations thermales, telles que celles de Plombières, Balaruc, Bourbon-l'Archambault, etc., pourront être également utilisés avec succès.

CONCLUSIONS.

Nous croyons pouvoir résumer ce travail de la manière suivante :

1° Les localisations spinales du rhumatisme sont relativement rares, si on les compare au nombre des rhumatisants.

2° Ces localisations peuvent précéder, accompagner ou suivre le rhumatisme articulaire aigu.

3° Elles peuvent être, quoique plus rarement, les seules manifestations de la diathèse rhumatismale.

4° Elles peuvent aussi se rencontrer dans le cours du rhumatisme chronique.

5° Nous admettons trois formes principales qui sont : la forme bénigne, la forme moyenne et la forme grave.

6° Les causes prédisposantes de ces localisations sont la diathèse rhumatismale, et les causes efficientes sont le froid humide et les perturbations brusques de l'atmosphère.

7° Ces localisations sont plus fréquentes chez l'homme que chez la femme dans la proportion de trois sur dix d'après nos observations.

8° La terminaison est en général favorable.

9° La durée oscille entre huit jours et trois mois. Dans un cas rapporté par Trousseau, la maladie a persisté quinze mois. (Obs. 9.)

10° Les symptômes prédominants des localisations spinales sont réunis en deux groupes :

Dans le premier groupe viennent se ranger les irritations des racines postérieures caractérisées par des troubles de la sensibilité, douleurs, hyperesthésies, ou bien des racines antérieures s'annonçant par des désordres de la motilité, contractures, spasmes, hyperkinésies.

Dans le second groupe, nous rangeons les paralysies.

11° Dans toutes ces variétés de localisations spinales, l'alternance et la mobilité des symptômes auront la plus grande valeur séméiologique.

12° Le diagnostic sera le plus souvent facile, cependant quand la localisation spinale précèdera les autres manifestations rhumatismales, on aura à compter avec les fièvres éruptives au début, notamment a variole, la fièvre typhoïde, le tétanos, la sciatique, la méningite et enfin la myélite.

13° Le pronostic variera suivant les formes que nous avons établies; les localisations cérébro-spinales seront de beaucoup les plus graves.

14° Le traitement sera subordonné à l'intensité des phénomènes morbides, et on emploiera les révulsifs, les antiphlogistiques, les bains chauds, le sulfate de quinine, le calomel, l'iodure de potassium, l'électricité et le chloral à doses fractionnées.

Tels sont les agents thérapeutiques qui ont donné les meilleurs résultats.

Paris. A. PARENT, imprimeur de la Faculté de Médecine, rue Mr-le-Prince, 31.

Paris — Typ. A. Parent, imprimeur de la Faculté de Médecine, r. M.-le-Prince, 29-31

www.ingramcontent.com/pod-product-compliance
Ingram Content Group UK Ltd.
Pitfield, Milton Keynes, MK11 3LW, UK
UKHW020318220726
13923UKWH00003B/1234